NebenWirkungen

Ronny Tekal

NebenWirkungen

Über Halbgötter mit heruntergezogener Hose und andere Gesundheitsrisiken

Die Kolumne „NebenWirkungen" wird seit 2008 in der ÄrzteWoche veröffentlicht

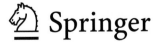 Springer

Ronny Tekal
Mauerbach, Österreich

ISBN 978-3-662-57278-8   ISBN 978-3-662-57279-5   (eBook)
https://doi.org/10.1007/978-3-662-57279-5

Die Deutsche Nationalbibliothek verzeichnet diese Publikation in der Deutschen Nationalbibliografie; detaillierte bibliografische Daten sind im Internet über http://dnb.d-nb.de abrufbar.

Umschlaggestaltung: deblik Berlin
Fotonachweis Umschlag: Dr. Ronny Tekal, © Markus Hechenberger
Illustrationen: COMICFACTORY.at/© Tim Jost

Gedruckt auf säurefreiem und chlorfrei gebleichtem Papier

Springer ist ein Imprint der eingetragenen Gesellschaft Springer-Verlag GmbH, DE und ist ein Teil von Springer Nature
Die Anschrift der Gesellschaft ist: Heidelberger Platz 3, 14197 Berlin, Germany

Ärztliche Kommunikation im Gesundheitswesen würde uns auf dieser Grundlage viele Konflikte, Kränkungen und Auseinandersetzungen ersparen.
Dr. Gerald Bachinger, Patientenanwaltschaft

Viel Wahres, knapp und überaus heiter formuliert.
Prof. Dr. Alexander Meng, Facharzt für Neurologie und Psychiatrie

Die Kombination aus Tekals pointierten Kolumnen und den trefflichen Zeichnungen von Tim Jost ist mehr als einen Blick wert!
Prof. Bernhard Ludwig

Vorwort

„Ich kenn Sie! Von hinten!" – Was wie ein Kompliment für meine entzückende Rückenpassage klingt, bezieht sich meist auf das Portraitfoto, das die satirische Kolumne „*NebenWirkungen*" schmückt. Seit Sommer 2007 ziert mein Konterfei die sogenannte U4, also die Rückseite der Ärzte-Woche, ich darf also nicht ohne Stolz behaupten, das Arschgesicht dieses Magazins zu sein.

Mehr als eine Dekade Woche für Woche das medizinische Geschehen an prominenter Stelle kommentieren zu können, frei von der Leber weg, ohne Zensur (wenn man von den unzähligen Beistrichen absieht, die man nonchalant aus meinen Texten streicht, ohne mich zu fragen), ist ein großes Privileg.

Dass ich bei den mittlerweile mehr als 500 Kolumnen nie in Verlegenheit komme, keinen Stoff zu haben, verdanke ich den Irrungen und Wirrungen in und außerhalb der Spitalsmauern. Seit den ersten NebenWirkungen ist viel Blut die Infusionsschläuche runtergeronnen und der State of the Art von damals ist mittlerweile der Kunstfehler von heute.

Manche Dinge haben sich nicht geändert, Gangbetten sahen damals schon aus wie die Gangbetten von heute, die es jedoch in Wirklichkeit gar nicht mehr gibt. Das US-amerikanische Staatsoberhaupt hieß George W. Bush und die Welt hat es überlebt, wie auch die in regelmäßigen Abständen auftretenden Pandemien von Vogel-, Schweine-, und Gurkengrippe. Viele wissenschaftlich fundierte Erkenntnisse, welcher Lebensstil nun wirklich zu einem längeren Leben führt, sind gekommen und ebenso rasch wieder gegangen. In jedem Jahr glaubte man, die Weisheit mit dem Löffel gefressen zu haben, auch wenn man heute annimmt, dass bereits ein einziger Löffel Weisheit das Atheroskleroserisiko verdreifachen kann.

2007 wurde übrigens auch das erste iPhone präsentiert, sodass der bekannte Spruch „an apple a day keeps the doctor away" seitdem eine ganz andere Bedeutung bekommen sollte. Denn von nun an ersparte man sich tatsächlich durch das tägliche Googeln am Smartphone den Arztbesuch. Und auch das haben wir überlebt.

Ich darf Sie also auf eine kleine Zeitreise einladen, die tiefe Einblicke unter den Ärztekittel gewährt.

Vorbemerkung zu tagesaktuellen Ereignissen

Manche Kolumnen sind tagesaktuellen Ereignissen geschuldet. Das merkt man an Formulierungen wie „als ich gestern mit Richard Nixon zusammensaß" oder „warum sich das Smartphone niemals gegen die Telefonzelle durchsetzen wird". Man kann also die vorliegende Sammlung auch als ein Stück Zeitgeschichte sehen.

Auf der anderen Seite ließen sich die NebenWirkungen aus dem Jahr 2007 unkommentiert erneut publizieren. Denn sie haben keinen Deut an Aktualität verloren. Gerade die Medizin zeichnet sich, bei näherer Betrachtung, durch eine konservative Beharrlichkeit aus, gegen die die katholische Kirche wie eine anarchistische Revoluzzer-Gemeinde anmutet. Entweder die Kolumnen verändern sich auf magische Art und Weise, indem sie sich dem Tagesgeschehen anpassen, oder das Tagesgeschehen wiederholt sich in zyklischer Regelmäßigkeit immer wieder. Man kann sogar sagen, dass tagesaktuelle Idiotien chronisch rezidivierend sind. Manchmal werden wir aus Erfahrungen einfach dümmer. Manchmal aber nicht. Und deshalb lohnt es sich, daran zu glauben, dass sich die Welt im Großen und Ganzen zum Besseren wendet. Schließlich kann man immer auf die „Spontanheilung" hoffen.

Gender-Entschuldigung

Zu meiner Schande muss ich gestehen, dass meine Kolumnen nicht gegendert sind. Ich habe allerdings für mich noch keine akkurate Möglichkeit gefunden, auch Ärztinnen und Patientinnen explizit anzusprechen, ohne den satirischen Lesefluss zu behindern. Das tut mir aufrichtig leid. Daher mache ich es mir (wie viele andere Autorinnen und Autoren auch) einfach, schreibe eine kleine Entschuldigung vorab, um genauso weiterzumachen wie bisher.

So soll an dieser Stelle darauf hingewiesen werden, dass sich die Formulierungen immer auf beide Geschlechter, und selbstverständlich auf alle anderen Geschlechter dazwischen, beziehen, insbesondere auch die Berufsbezeichnungen „Papst", „Hebamme" oder „George Clooney". Viel Spaß beim Lesinnen.

An die deutsche Leserschaft

Einige der Kolumnen wurden auch in Medien unserer österreichischen Nachbarländer veröffentlicht. Mittlerweile lassen sich über das WWW die NebenWirkungen auch grenzüberschreitend lesen.

Sprachlich kann es mitunter zu einigen Missverständnissen kommen, sodass im Wort Pensionist der Rentner erkannt werden muss, im Terminus Primar nicht der auszubildende Mediziner auf der untersten hierarchischen Stufe, sondern der Sonnengott der Abteilung, wohingegen der Chefarzt in Österreich nur Angestellter der Krankenkasse ist, der zwar nicht über Leben und Tod, jedoch wie Zerberus über den Einlass in die MRT-Röhre entscheidet. Genauer betrachtet unterscheiden sich deutsche und österreichische Ärzte nur geringfügig voneinander. Weiß bekleidet, vorne Stethoskop, hinten krummer Kassenbuckel. Eine grenzüberschreitende Leidensgemeinschaft.

Auch anatomisch gibt es große Ähnlichkeiten. Eine deutsche Leber ist einer österreichischen nicht unähnlich. Die eine mag mit Bier, die andere mit Wein getränkt sein, doch eine Leber bleibt sie allemal. Aber Visite bleibt Visite, Grippe bleibt Grippe und der Flatus incarceratus bleibt der eingeklemmte Furz. Die Unterschiede zwischen den Nachbarländern sind also überwindbar. Alle Menschen sind gleich. Ärzte vielleicht etwas gleicher.

Dank an …

… das ÄrzteWoche-Team rund um Kathi Kloboucnik, Raoul Mazhar, Martin Krenek-Burger und Philip Klepeisz, die allwöchentlich meine Elaborate in das Kästchen stellen und noch dazu unverschämt freundlich sind; Katrin Lenhart dafür, dass das Projekt überhaupt zum Buch wurde; Renate Schulz, die als Lektorin in Baden-Württemberg versuchen muss, einzugreifen, falls die Kolumnen allzu österreichische Kapriolen schlagen (statt sie zu sahnen); meinen Bühnenpartner Norbert Peter für die humorvollen Anregungen und meine Lieben zu Hause, Benjamin, Hannah, Niklas und Barbara fürs Verständnis, wenn sich im Schreibprozess anfallsartig auftretende geistige Absenzen einstellen, etwa beim Einkaufen oder beim Bedienen gefährlicher Maschinen.

Mauerbach
im Sommer 2018

Ronny Tekal

Inhaltsverzeichnis

1

Ärzte – Halbgötter in Weiß

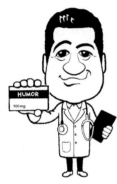

Die erste, jemals auf diesem Planeten erschienene Kolumne der NebenWirkungen befasste sich mit einer Studie aus dem British Medical Journal, wonach Chirurgen die attraktivsten Ärzte seien – im direkten Vergleich mit den Internisten. Dass man mit der überbordenden Schönheit der Vertreter dieser Fachdisziplin Perlen vor die Säue wirft, da die Patienten das hübsche Antlitz zumeist ohnehin verschlafen, tut dem überbordenden Ego der Aufschneider keinen Abbruch.

Die Reduktion auf das Äußere wird ihnen aber nicht gerecht. Mit bemerkenswerter Geschicklichkeit arbeiten sie sich mit immer kleiner werdenden Öffnungen in das Innere des Körpers. Nicht umsonst heißt es: Eher geht ein Chirurg durch ein Knopfloch als ein Orthopäde zu einer internistischen Fortbildung. Tatsächlich hat sich in den letzten 20 Jahren die Chirurgie derart kleine Zugangswege verschafft, dass es nur schwer vorstellbar ist, wie die ganzen Geräte, Kameras, Tupfer und Assistenten durch diese Löcher durch passen. Nachteil der Entwicklung: Die Jungärzte erlernen das Zunähen nicht mehr.

Abgesehen von der Attraktivität arbeiten die Mediziner der Fachdisziplinen auf erstaunlich hohem Niveau. Jeder Mediziner hat so sein Lieblingsthema. Und mancher Schilddrüsenspezialist kommt zu dem Schluss, dass die wahren Abenteuer nur im Kropf sein können. Man arbeitet mit gentechnologisch hergestellten monoklonalen Antikörpern, filmt

© Springer-Verlag GmbH Deutschland, ein Teil von Springer Nature 2018
R. Tekal, *NebenWirkungen,*
https://doi.org/10.1007/978-3-662-57279-5_1

das Körperinnere mit verschluckbaren Miniaturkameras und upgraded das Immunsystem, um einen Krebs erkennen zu können.

Als Endkunde bekommt man das gar nicht mit, denn nach wie vor bekommt man für die meisten Erkrankungen eine Kortisonsalbe und die Botschaft „Wird schon wieder!" mit auf den Weg.

Also: Auf meine lieben Kollegen, die Ärzteschaft. Mögen sie auch in den kommenden Dekaden den Spagat zwischen akademischen Anspruch und Finger im Rektum glorios bewältigen.

Pop-Stars der Medizin

Ärzte sind für viele ihrer Patienten so etwas wie Pop-Stars. Und sollten sich demzufolge auch so benehmen.

Wer kennt sie nicht. Die vielsagenden Blicke, die eindeutigen Gesten, die die Patienten in unserer Gegenwart entwickeln, so sie uns außerhalb des natürlichen Umfeldes von Ordination oder Krankenhaus begegnen. Man will zeigen: „Ja, ich kenne diesen Arzt. Persönlich" Und noch viel wichtiger: „Er kennt auch mich". So etwas steigert – vor allem, wenn es sich um einen Primar oder zumindest einen ersten Oberarzt handelt – das Ansehen im Bekanntenkreis ungemein.

Uns unterscheidet tatsächlich gar nicht allzu viel von einem prominenten Pop-Star. Zumindest im lokalen Miniuniversum der Patientenschaft sind wir mitunter so etwas wie der Mick Jagger des Wartezimmers. Und dies ist keineswegs eine narzisstische Verblendung. Wir werden auffälligst gegrüßt, laut mit unserem Titel angesprochen, man sucht unsere Nähe, um ein wenig ewiges Leben und Gesundheit oder zumindest eine verkürzte Wartezeit beim nächsten Arzttermin erhaschen zu können.

Wir sollten daher dieser Rolle gerecht werden, um in jeder Lebenslage für unsere Fans da sein zu können. Vergessen wir also nicht, stets Autogrammkarten bei uns zu haben, denn aufgrund der steigenden Zahl betagter und damit behandlungsbedürftiger Personen werden wir in Zukunft begehrter denn je.

So verfügen auch die Ärztekongresse am Eingang über einen „Red Carpet"-Bereich, in dem die Mediziner unter Blitzlichtgewitter zur Veranstaltung schreiten und unzählige, von hysterisch kreischenden Patienten entgegengestreckte Rezepte unterzeichnen. Die Vortragenden fahren mit schneeweißen Stretch-Limousinen vor und werden von sonnenbebrillten

Bodyguards abgeschirmt. Parfums werden nach uns benannt, Paparazzi schnüffeln in unserem Privatleben, die bekanntesten Ärzte grinsen im weißen Mantel vom Cover des „Cosmopolitan", ohne weißen Mantel aus der Innenseite des „Playboy". Drogen- und Sexskandale müssen nicht mehr vertuscht werden, sondern gehören zum Bild des medienwirksamen Mediziners. Und ein Operateur, der in seinem Belegspital nicht zumindest einmal das Interieur zertrümmert und den OP verwüstet hat, verdient den Titel Star-Chirurg nicht.

Bis dieser Hype seinen Gipfel erreicht, dürfen die meisten Kollegen jedoch ihr Leben als unscheinbare gesellschaftliche Randerscheinungen genießen und sich mit mageren Honorarabrechnungen herumschlagen. Gänzlich ohne Glamour.

Ärzte-Typen

Hocherfreut war ich über die positiven Rückmeldungen zu meiner „Patienten-Typen"- Kolumne. Zwecks Parität an beiden Enden des Stethoskops stelle ich nun drei klassische Vertreter der allgemeinmedizinischen Hausärzte-Zunft vor.

Typ A, „der vorsichtige Überweiser"

ist vom Schlag der Safety-First-Generation. Lieber ein paar Wege zu viel (für den Patienten), ein wenig mehr Schläuche rein, etwas mehr Blut raus, ein kleines Quäntchen Strahlendosis zuviel, als das Übersehen einer vielleicht lebensbedrohlichen Kleinigkeit. Vorsicht ist geboten, wenn dieser Typ auch chirurgisch tätig ist, denn durch das Übermaß an Kontrollzwang ist es durchaus möglich, dass eine Naht nach erfolgter Operation nochmals geöffnet wird, um nachzusehen, ob nicht doch der Autoschlüssel neben der Milz vergessen wurde. Wer sich auch als Radfahrer nur mit einem mobilen Airbag an der Lenkstange sicher fühlt, ist bei Typ A gut aufgehoben.

Ins Gegenteil schlägt Hausarzt-Typ B, „der Draufgänger"

Dieser Typus, um es mit dem korrekten Terminus technicus zu beschreiben „scheißt sich nix". Vielmehr macht er alles in Handarbeit, stellt Epileptiker, schizophrene Patienten und Herzschrittmacher selbst ein, führt kleine

Operationen im Rahmen von Hausbesuchen durch und bringt manchmal auch gesunde Kälber zur Welt. Ganz typisch ist das Vorkommen solcher Kollegen im ländlichen Bereich: Als Dorfzampano sitzt Typ B klassischer Weise mit dem Bürgermeister, dem Pfarrer und dem Lehrer beim Mittagstisch, in kleinen entlegenen Osttiroler Gemeinden ist er sogar Arzt, Bürgermeister, Lehrer und Pfarrer in Personalunion.

Schließlich haben wir Typ C, „den Vorbildlichen"

Dieser Leitliniendogmatiker ist immer am neuesten Stand, liest sich die zugeschickten Fachzeitschriften tatsächlich durch und markiert die wichtigen Passagen mit einem grünen Leuchtstift. Typ C sammelt regelmäßig seine DFP-Punkte und verlegt die Teilnahmebestätigungen, wie viele seiner eichhörnchenartigen Kollegen, nicht, sondern heftet sie in eine Mappe mit Aufschrift „Meine schönsten Erlebnisse." Natürlich hat er sämtliche ÖÄK-Diplome in der Tasche, von Tropen- und Arbeitsmedizin, über manuelle Techniken, bis hin zum Manual für strenge Ärztekammern. Er führt für seine Patienten regelmäßig Diabetikerschulungen durch und kopiert bunte Zettel mit ergonomischen Übungen. Er ist Liebkind der Fachgesellschaften, da er als einziger Teilnehmer bei „Reinigung und Pflege des Objektträgers 2" fachübergreifendes Interesse bekundet. Vielleicht ist er manchmal etwas missionarisch unterwegs, dagegen hilft ihm aber sein Diplom für psychosoziale Medizin. Typ C sitzt spätabends auch mal in seiner Ordination und weint ein bisschen.

Nun, lieber Patient, musst du dich entscheiden!

Nachruf auf den „Onkel Doktor" (gegendert „Tante Doktor")

Die Rückkehr zum einfachen Kranksein. Das wünschen sich Patienten und ihre Ärzte. Doch noch nie zuvor in der Geschichte der Menschheit waren Krankheiten derart komplex.

Viele Patienten trauern heutzutage dem guten alten Hausarzt, dem „Onkel Doktor", nach. Der die Krankengeschichten ganzer Familien abrufbereit im Kopf hatte und aus erster Hand – in seiner Funktion als Saufkumpane – über die Trinkgewohnheiten seiner Patienten Bescheid wusste. Dessen beste

Therapie „ein gutes Wort" war. Der selbst um drei Uhr nachts, vielleicht etwas brummend, jedoch verlässlich, an das Krankenbett eines schnupfenden Bürgers kam. Um sich dann mit den Worten „Schonen Sie sich und trinken Sie mehr" zu verabschieden. Die Bezahlung wurde mit der Abgabe eines kleinen Zirbengeistes oder ein paar Eiern upgegradet.

Heute ist der Hausarzt Teil und mitunter auch verlängerter Arm des medizinischen Systems. Und dem Gesundheitswesen möchte kein Patient aus Dankbarkeit ein kleines Schnapserl anbieten.

Der aus dem Bauch heraus behandelnde Hausarzt ist ein anachronistisches Wesen. Denn weder die Verordnung von Essigpatscherln, noch der Hinweis, das Zimmer gut zu lüften, geschweige denn der Ratschlag, sich nicht alles so zu Herzen zu nehmen, finden sich in den wissenschaftlichen Leitlinien. Und wer diese ignoriert und frei improvisiert, begibt sich auf juristisches Glatteis.

Ohne genaue Dokumentierung läuft heute rein gar nichts. Und genügte in früheren Zeiten eine ärztliche Tagebucheintragung à la „Habe heute Herrn Müller eine Harke aus dem Jochbein entfernt. Müller wohlauf, Harke kaputt", so hätte eine derartige Formulierung Anfang des 21. Jahrhunderts vor keinem Gericht dieses Landes Bestand.

Denn wurde tatsächlich lege artis behandelt? Warum wurde nicht sofort ein Facharzt hinzugezogen? Zumindest ein Dozent für Unfallchirurgie, Subdisziplin Harkologie? Zudem hatte der Hausarzt gar nicht die Berechtigung, die Harke zu entfernen, sodass hier nun keine Honorierung erfolgen kann. Müllers Bruder, Rechtsanwalt und Kenner der Szene, bereitet indes eine Klage zur fahrlässigen Beschädigung einer Harke vor.

Der „Onkel Doktor" wird also einen Teufel tun, hier selbst tätig zu werden. Der gewiefte Arzt von heute überweist. Letztendlich möchten auch die Patienten nicht mehr auf die mutmaßliche Sicherheit der vielen tollen Geräte verzichten, die ein Bergdoktor nun mal nicht mitführt, wie einen Ultraschall, einen MRT, oder einen 64-Zeiler-CT. Zugegeben: Die Augen des Arztes haben eher 3 Dioptrien als 64 Zeilen. Doch all die Untiefen eines kranken Menschen lassen sich nicht einmal mit der modernsten Röhre ergründen. So bekommt jeder den Arzt, den er verdient. Statt einem stolzen Landarzt im besten Fall einen freundlichen Überweiser.

Ärztliche Kunst – Verschollen in der Wildnis

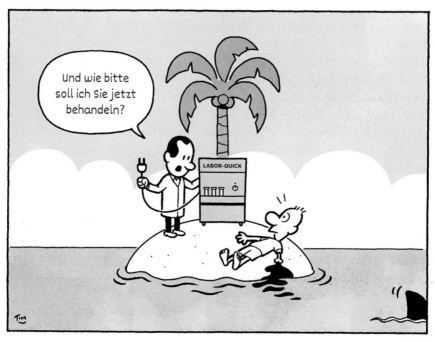

Grenzen der High-Tech-Medizin

© Tim Jost

Verschollen in der Wildnis. Kann passieren. Doch was der moderne Mediziner mit bloßen Händen und reinem Wissen tun könnte, ohne auf die heutigen Hilfsmittel zurückzugreifen, fällt mitunter recht dürftig aus.

Welche Berufsgruppe hat das beste Survival-Potential? Ein Maurer kann auch aus einfachen Mitteln eine Behausung bauen; ein Schuster wird sich in der Natur geeignete Materialien zusammensuchen; ein Pfarrer ist – wenn bibelfest – von technischen Hilfsmitteln unabhängig, ein Lehrer braucht auch nicht viel, außer vielleicht eine Art Tafel und drei Monate Urlaub im Jahr; selbst ein Börsenmakler kann auf fallende Kokosnüsse setzen. Und der, den man am dringendsten bräuchte? Der gesundmachende Mediziner? Wie kommt der zurecht, ohne etwas in Händen zu halten?

Zwar wissen wir alle, welch wundersam heilende Kraft etwa die Weidenrinde hat. Nur wie viele Kollegen würden eine geeignete Weide erkennen? Und wer könnte sagen, ob man die Rinde nun in kochendes Wasser legt, trocknet und verreibt oder dem Patienten als Ganzes in den

Mund und sonstige Körperöffnungen schiebt. Wer traut sich, Schimmelpilze auf ekelig anmutende Wunden zu legen. Und welcher Freak mixt ein klein wenig vom Saft des Fingerhutes zu einem herzstärkenden Trank zusammen? Am ehesten könnte sich wohl ein Chirurg durch die Wildnis schneiden. Dort, wo es einem Menschen wehtut, wird einmal reingeschaut und unnütze Körperteile entfernt. Auch der Anästhesist ist imstande, eine Narkose durch eine am Kopf des Klienten aufgeschlagene Kokosnuss einzuleiten. Ein Geburtshelfer findet sich gut zurecht, so die zu betreuende Person a) weiblich ist und b) gerade entbindet. Selbst ein Neurologe kann aus kleinen Hölzchen seine diagnostischen Spielsachen zusammenbasteln und mit Bambusstäben Schädel trepanieren. Psychiater sind ohnehin sehr genügsam, eine anale Fixierung ist auch auf einer einsamen Insel rasch gefunden und bewusstseinserweiternde Pflanzen wachsen bald einmal wo. Findige Dermatologen suchen nach Botulinumtoxin produzierenden Bakterien, um rasch eine Beautyklinik für Faltenunterspritzungen zu eröffnen.

Zu befürchten ist, dass der Internist ein wenig unter der Situation zu leiden hat, da er einem Patienten erst in die Augen zu schauen wagt, wenn sämtliche Befunde vom CT über das große und das kleine Labor plus Risikomarker, den großen und den kleinen Harn plus Sediment und Verkostung, sowie einen Ganzkörper-PET-Scan vorliegen. Der Allgemeinmediziner hingegen findet sich gar nicht so schlecht ohne Medikamente zurecht, da die Patienten in der Praxis die Mittel ohnehin nie einnehmen. Außerdem lässt sich die allgemeinmedizinische Breitbandtherapie „Trinken Sie mehr" auch in der Wildnis anwenden.

Dreiunddreißig Ärzte

Dreiunddreißig Kumpel wurden nach 70 Tagen aus einem chilenischen Bergwerk befreit. Doch wären in einer ähnlichen Situation auch dreiunddreißig Ärzte zu retten?

Dass die Bergleute eine so lange Zeit in Finsternis und mit all der Ungewissheit überleben konnten, ist nicht zuletzt auch deren Disziplin und Besonnenheit zuzuschreiben. Denn die Gefahr von Rivalitäten und Revolten in einer abgeschlossenen Gruppe ist groß.

Angenommen, eine Gruppe Mediziner wäre, sagen wir einmal in einem Laborkeller, über mehrere Monate eingeschlossen (da der Portier den automatischen Türöffner verlegt hat, die Nachbestellung des Öffners auf dem Postweg verloren gegangen ist, und die zuständige Firma mittlerweile Insolvenz angemeldet hat, sodass mit der Herstellung eines Ersatz-Türöffners erst nach vielen Wochen zu rechnen ist).

Ist eine solche Situation vergleichbar mit jener der chilenischen Bergleute? In jedem Fall wäre diese Konstellation brisanter. Denn derart viele Ärzte auf engem Raum, ohne Patienten als Prügelknaben und Anwälte als Mediatoren, bergen enorme Sprengkraft.

Wie verhält sich die unfreiwillig zusammengewürfelte Gruppe? Gilt das Recht des Stärkeren? Des Älteren? Des in der Hierarchie des Krankenhauses höher Stehenden? Wird sich ein Primar, selbst in so einer Krise, jemals das Ruder von einem Famulanten aus der Hand nehmen lassen?

Und sollte es sich um eine interdisziplinäre Gefangenschaft handeln: Welche Fachrichtung eignet sich für die Leitung der Gruppe und etwaige Befreiungsaktionen am besten? Immerhin kann der Internist kombinieren und einen möglichen Fluchtweg planen. Der Orthopäde könnte eventuell ein entsprechendes Loch in die Wand stemmen, wird dies aber aus Prinzip nicht dort tun, wo es der Internist empfohlen hat. Die Radiologen würden mittels Bildgebung genaue Analysen des dahinter befindlichen Gebäudes erstellen. Was zwar hübsch anzusehen ist, jedoch zur Öffnung der Tür nur wenig beiträgt. Die Knopfloch-Chirurgen können das Erlernte sicher hier am besten gebrauchen, um das Schloss zu öffnen. Da die konventionellen Chirurgen jedoch getreu den Leitlinien auf einen großflächigen Eingriff an der Türe beharren, kommt man hier zu keiner Lösung. Der Pathologe punktet mit Scharfsinnigkeit, allerdings erst dann, wenn alle Anwesenden verhungert sind. Wahrscheinlich wäre ein Psychiater die geeignetste Person, um Konflikte, gruppendynamische Keilereien, gegenseitige Schuldzuweisungen und Morde weitgehend zu unterbinden.

Zu hoffen ist lediglich, dass die Befreier auf der anderen Seite nicht nach den Spielregeln der Krankenkassen handeln. Denn dann lässt man sich erst mal Zeit, bastelt an Honorarkürzungen aufgrund der unentschuldigten Abwesenheit und überlegt Sanktionen gegen die 33 Mediziner, die anscheinend verbotener Weise eine Gruppenpraxis betreiben.

Doctor's Little Helpers

Das Gute liegt so nah. Und das Naschen aus dem Medikamentenschrank ist für Ärzte zumindest verlockend. Dabei reicht das Spektrum von der klassischen Sucht bis zum groben Unfug.

Seien wir ehrlich: Wer hat noch nie von den Früchten gekostet, die er seinen Patienten anbietet? Zumindest ein wenig genascht von den

Mittelchen, die Heil und Wohlergehen versprechen. (Für Nicht-Ärzte: Welcher Hundebesitzer hat noch nie vom Trockenfutter seines Vierbeiners abgebissen?) Und haben wir als Mediziner nicht auch die Pflicht, in heldenmutigen Selbstversuchen Substanzen auszuprobieren, um sie nachher guten Gewissens unseren Schäfchen weiter zu empfehlen?

Warum nicht auch mal in den Genuss kommen, mittels Muskelrelaxantien etwas entspannter in der Praxis zu sitzen, sich in den Pausen einen kleinen Einlauf zwischendurch zu gönnen oder diese ganzen gedächtnisfördernden Präparate zum besseren Verständnis der Kassenformulare zu konsumieren. Ganz zu schweigen von der Möglichkeit, mittels Abführmittelchen und Schlankheitspillen während der Arbeitszeit etwas für seinen Körper zu tun.

So hat, wie man gut informierten Kreisen entnehmen kann, eine Vielzahl an Ärzten – meist Off-Label oder zumindest in einer völlig unorthodoxen Art und Weise – das eine oder andere Ärztemuster an sich selbst angewandt. Von der Einnahme einer Blutdrucktablette, wegen diesem Schwitzen, dem kleinen Neuroleptikum zum besseren Dösen beim Flug nach Übersee, bis hin zum einmaligen Verzehr eines Antibiotikums, weil die Nase so rinnt. All die Einnahmevorschriften, die wir unseren Patienten in stundenlanger Aufklärung zu vermitteln versuchen, prallen an uns selber ab.

Am interessantesten sind natürlich Medikamente, die einen zweifelhaften Ruf haben. Angefangen von Mittelchen zur Wiederherstellung und Aufrechterhaltung des männlichen Stehvermögens über Präparate, die ein besonders langes Beischlafvergnügen versprechen, bis zu Substanzen, die die eine oder andere lustige psychodelische Nebenwirkung haben. Und so werden die netten Vertreter der pharmazeutischen Industrie bezirzt, auch mal andere Dinge rauszurücken, als einen öden Magenschutz.

Von der Neugier zur Gewohnheit sind es nur ein paar Haustüren. Und nicht nur die Patienten lassen sich ihre „Little Helper" freiwillig nicht wieder aus der Hand nehmen. Vor allem, wenn das Burn-out an die Praxistüre klopft: Das ärztliche Suchtpotential ist, aufgrund der vielen Mittel in unmittelbarer Griffweite, nicht zu unterschätzen. Schließlich sind Ärzte auch nur Menschen. Und unter all den dicken Zuckerbäckern, alkoholkranken Winzern oder depressiven Kabarettisten sind sie in guter Gesellschaft.

Kriterien für den idealen Arzt

Der Versuch, es allen recht machen zu wollen, ist der beste Weg, ins Burnout zu schlittern

Natürlich wollen Ärzte in erster Linie heilen. Das haben wir immerhin dem Herrn Hippokrates versprochen, oder zumindest dem Universitätsrektor, der die Einhaltung dieses Versprechens vermutlich etwas besser überprüfen kann, als der alte Grieche. In zweiter Linie wollen wir aber um ein kleines bisschen besser heilen, als die Kollegen. Mit dem hehren Ziel, dem Idealbild eines Mediziners gerecht zu werden. Doch das Ideale liegt stets im Auge des Betrachters, wie man folgender Aufstellung entnehmen kann:

Kriterien: Der ideale Arzt …

- (für die medizinischen Fachgesellschaften) …verschreibt die beste Therapie – evidenzbasiert – oder überweist zeitgerecht, also gleich nach der Begrüßungsfloskel „Was kann ich für Sie tun?" an einen Spezialisten.
- (für die pharmazeutische Industrie) …verschreibt die neueste Therapie.
- (für die Krankenversicherung) …verschreibt die billigste Therapie
- (für das Krankenhausmanagement) …ist ein chirurgisch tätiger Mediziner mit guten Kontakten zur High-Society und zu betuchten Patienten mit Migrations- und Ölhintergrund, die denken, dass die Menge des Goldes am Eingangsportal mit der Qualität der medizinischen Eingriffe korreliert.
- (für die Patienten) …ist rund um die Uhr verfügbar, dennoch ausgeschlafen, freundlich und kompetent, bietet kostenfrei Zusatzleistungen an und kooperiert bei der Erstellung von Krankenständen an Fenstertagen.
- (für die Ärztekinder – kleinere Exemplare) …ist in der Lage, aus ein paar Gramm radioaktiven Materials ein Supermonster zu erschaffen; oder hat zumindest ein Blaulicht am Familien-Auto.
- (für die Ärztekinder – Teenager) …ist nicht peinlich.
- (für die Partner – gute Beziehung) …ist öfter zu Hause, als in der Klinik.
- (für die Partner – verbesserungswürdige Beziehung) …ist öfter in der Klinik, als zu Hause.
- (für die Mitarbeiter – gute Beziehung) …ist öfter in der Klinik, als zu Hause.
- (für die Mitarbeiter – verbesserungswürdige Beziehung) …ist öfter zu Hause, als in der Klinik.
- (für leistungsorientierte Abteilungsvorstände) …ist öfter in der Klinik, als in der Klinik.

Sollte nun mancher Leser verwirrt sein, so spiegelt dies lediglich den geistigen Zustand eines Mediziners wider, der versucht, sämtliche Anforderungen an einen idealen Arzt zu erfüllen und tagtäglich daran scheitert. Wenn dieses Scheitern noch dazu nicht einmal Spaß macht, sollte man vielleicht ein paar gröbere Veränderungen im Lebensplan vornehmen. Haben Sie hingegen tagtäglich Freude am Scheitern, so sind Sie geeignet für diesen Job.

Professionelle Deformation

Warum man als Halbgott in Weiß zu wissen meint, alles über Gott und die Welt wissen zu können

Die berufliche Rolle prägt auch das private Denken. So hat ein Koch bei einem Restaurantbesuch stets was auszusetzen, ein Musiker kann kein Konzert genießen, da er nur die falschen Töne wahrnimmt, und ein Lehrer bemängelt die mangelnde Bildung der Bevölkerung (für die Bildung x einer Bevölkerungsgruppe G bei einer Gesamtzahl n geht gegen unendlich).

Die „professionelle Deformation", die zum ophthalmologischen Leiden der „Betriebsblindheit" zuzuordnen ist, bezeichnet den Drang, die eigene Realität als allgemeingültig zu erachten: „Das Leben ist wie ein Nachtdienst"; „Das Leben ist wie eine Herzoperation"; „Das Leben ist wie Fußpilz".

Wir kennen Menschen aus der Seitenblicke-Szene, die nicht nur zu ihren Gesangskünsten, sondern gleich auch zu den Themen „Krim-Krise", „Steißgeburt" und „Flaschendrehen im Altersheim" befragt werden. Schließlich möchte sich das geneigte Publikum zu den diversen Themen eine Meinung bilden, die der vom geschätzten Idol nahekommt.

Ähnliches gilt für Ärzte. Seit Generationen in den Status allwissender Halbgötter gehoben (so man nicht gerade als gefallener Engel vor den Kadi gezerrt wird), erbittet man nicht nur in Gesundheitsbelangen, sondern auch bei Partnerschaftsproblemen und Schwierigkeiten in der Gartengestaltung unseren Rat. Das pinselt natürlich den Bauch unserer Seele und wir stehen daher jederzeit gerne mit gutgemeinten Ezzes zur Verfügung.

Erstaunlich, welch reiche und umfassende Lebenserfahrung man sich scheinbar im Rahmen eines Medizinstudiums und der Jahre im spitalsärztlichen Untertagebau aneignen kann. Denn egal, um welches Thema es sich beim netten Plausch des OP-Teams am offenen Herzen auch handelt, der Oberarzt weiß nicht nur mit dem Skalpell umzugehen, sondern ist auch gleichsam Experte in Sachen Nahost-Politik und Kindererziehung, er kennt sich aus mit edlen Weinen, Aktienkursen und dem Weinen bei fallenden

Aktienkursen. Die Meinung des Alpha-Aufschneiders ist gefragt. Zumindest denkt das der Alpha-Aufschneider.

Auch unsere Patienten hängen uns an den Lippen. Sie wollen nicht nur wissen, wie man sich richtig ernährt, wie man korrekt einatmet oder ordnungsgemäß pinkelt. Sie wollen von uns auch hören, wie man erfolgreich ist, welche Operninszenierung geglückt erscheint und ob Plateauschuhe gerade „in" sind.

Der Doktor-Bonus schützt davor, dass das Umfeld erkennt, welch hanebüchenen Unsinn wir manchmal verzapfen. Also liebes Umfeld: Ein billiges Würstel wird im weißen Mantel vielleicht zum Würstel im Schlafrock, nie aber zu einem teuren Filetsteak.

Letztlich kann der unerschütterliche Glaube, alles zu wissen, auch zum Doktor-Malus führen. Nicht ohne Grund sind viele Ärzte unter den Opfern dubioser Finanzdienstleister, die Haus und Patienten verspielt haben. Dann war die Welt doch nicht so, wie eine Hammerzehe.

Auswilderung von Ärzten

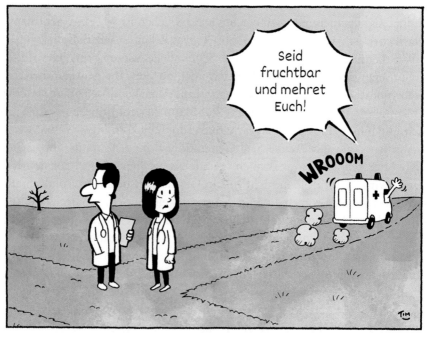

Auswilderung von Ärzten

© Tim Jost

Der drohende Ärztemangel erfordert gezielte Gegenmaßnahmen

Jährlich wird der Kampf um die begehrten Studienplätze härter. Nur jeder achte hoffnungsfrohe Kandidat darf die heiligen Hallen der Medizin auch wirklich betreten. Und das ist weniger als die Hälfte, wenn ich mich nicht verrechnet habe. In Prozent sogar noch weniger. Oder mehr? Verdammt, bin ich froh, dass ich diesen Aufnahmetest damals nicht machen musste.

Denn da geht es ja nicht darum, ob ein Prüfling später einmal gut mit Patienten umgehen kann, sondern, wie gut er mit Prüfungen zurechtkommt. So kommen Fragen, wie „Was antworten Sie, wenn ein Patient mit der Diagnose Hammerzehe wissen will, wie lange er noch zu leben hat?", gar nicht vor. Gefragt wird eher, ob ein Oberarzt, der sich vom Dienstzimmer mit einer Geschwindigkeit von 4 km/h zur Cafeteria bewegt und ein Patient, der mit einer Geschwindigkeit von 0,1 km/h den Gang quert, zusammenstoßen und sich der Impuls des ungebremsten Oberarztes zur Gänze auf den Patienten oder nur auf den mitgeführten Infusionsständer auf Rollen überträgt, so sich auf diesem Ständer eine 8,4 prozentige Infusionslösung befindet.

Dies sind die Dinge, auf die es ankommt in der klinischen Praxis. Schließlich hängt der Umstand, wie lange ein Patient zu leben hat, oft von den Kräften ab, die bei einem Zusammenstoß mit einem Oberarzt freigesetzt werden.

Während die einen den Erfolg der Aufnahmeverfahren an den heimischen Medizinuniversitäten mit großer Genugtuung zur Kenntnis nehmen, da nun endlich zwei Professoren auf einen Studenten kommen, um ihm den Stoff einzuprügeln, kritisieren die anderen, dass sich auf diese Weise die Zahl der aktiven Mediziner sukzessive reduziert.

Wenn sich in den kommenden Jahren immer mehr Ärzte in die Pension verabschieden und der Nachwuchs diese Lücke nicht mehr füllen kann, wird der Ärztestand irgendwann einmal aussterben. Das ist eine einfache Rechnung, die auch von Personen angestellt werden kann, die den Eignungstest nicht schaffen.

Zwar kommt es immer wieder vor, dass auf der Erde bestimmte Arten aussterben. Bei der Spezies Arzt wäre es aber besonders bedauerlich. Daher sollte man schon rechtzeitig beginnen, entsprechende Erhaltungs-Zuchtprogramme zu starten. Vielleicht borgt uns der Pekinger Zoo ein Ärztepärchen, das wir in Schönbrunn zur Deckung bringen können.

Der Nachwuchs könnte der Liebling der Kinder sein, was sich zweifelsfrei positiv auf das vielerorts angeschlagene Image der Mediziner auswirken würde. Nach ein paar Jahren kann der Versuch unternommen werden, die Mediziner im geschützten Rahmen einer geschlossenen Klinik unterzubringen oder sogar in entlegenen ländlichen Gegenden als niedergelassene Ärzte auszuwildern. Bis sich Problem-Ärzte zu nah an die Bevölkerung heranwagen und einem Kassen-Wilderer vor die Flinte laufen.

Jet-Set-Doktor

Reich und reich gesellt sich gern. Doch die Bilder vom klassischen Arzt als Jet-Set-Doktor verblassen langsam und die Kluft zwischen Arm und Reich kommt auch bei den Medizinern zum Vorschein. Dies treibt manche Kollegen in die Illegalität.

Standen in früheren Zeiten noch Lungenfacharzt, Chirurg und Hausarzt auf der mondänen Terrasse des Fünf-Sterne-Kurhotels in den Alpen beisammen und schlürften einen „Doc on the Beach", so ist dieser nette soziale Umgang aufgrund pekuniärer Schwierigkeiten mancher Kollegen heute nicht mehr möglich. Denn nun trennt sich die Spreu vom Weizen, die wirklich reichen Ärzte von den wirklichen Ärzten, die alles andere als reich sind. Immerhin können die Top-Mediziner aus den Fenstern der Luxusbleibe den nun in der Jugendherberge abgestiegenen Allgemeinmedizinern zuwinken.

Und wahrhaftig lassen sich als Kassenarzt heute kaum mehr Reichtümer anhäufen. Die finanzielle Abgeltung eines Hausbesuches reicht gerade mal für die dafür verfahrene Tankfüllung. Wenn für das Leistungspaket „Wiederbelebung – Infusionstherapie – Legen eines Zweifach-Bypass innerhalb der Ordinationszeit" inklusive Material rund 6 Euro rückvergütet werden, so erfüllt dies viele niedergelassene Kollegen mit Sorge.

„Hätte ich doch Maurer gelernt", klagen die Kollegen, und tatsächlich geht der Trend in Richtung extramurale Additivleistungen, zu Deutsch: Pfusch. Was die Maurer können, können wir schon lange. Weshalb sich mit Stehzeiten am Wochenende begnügen, wo Patienten dankbar sind, wenn man ihnen in ihren eigenen vier Wänden die eine oder andere Hammerzehe korrigiert oder rasch mal – in nachbarschaftlicher Hilfe und wie ein Handwerker nur um eine kleine Unkostenpauschale – einen Blutdruck einstellt.

So flüstern sich in den größten Wartezimmern der Welt, den Wiener Caféhäusern, die Patienten zu, welch günstiger, fleißiger und absolut reinlicher Arzt um 8 Euro die Stunde kleine medizinische Eingriffe durchführt und auch noch den Rasen mäht. In den Annoncenteilen der Tageszeitungen findet sich neben der Kleinanzeige „pensionierter Installateur, mache alles" bald schon „berufstätiger Arzt, mache alles billiger".

Leider driften dabei immer mehr Ärzte auch in die Kleinkriminalität ab und verordnen Medikamente, die sich nicht in der grünen Box befinden. Skrupellose Menschen mit krimineller Vergangenheit im Hauptverband nützen die auf der Straße gelandeten Ärzte für ihre Zwecke aus. Hilfe gibt es in Ärztehäusern, die neben einer sicheren Übernachtungsmöglichkeit und einer warmen Suppe auch dafür sorgen, dass die Mediziner aus ihrer Zunft aussteigen und sich über den zweiten Bildungsweg wieder in die Gesellschaft eingliedern können.

And the Oscar goes to… The Medical Artist

Wenn sich die US-amerikanische Filmbranche selbst feiert, sollten sich auch die heimischen Ärzte über Auszeichnungen für ihre Arbeit Gedanken machen.

In einem Land, in dem die Orden tief fliegen und Titel einen großen Fetisch-Faktor haben, ist es verwunderlich, dass sich viele Berufsgruppen nur sehr bescheiden selbst feiern. Natürlich gibt es Auszeichnungen für Mitarbeiter, die 25, 50 oder 150 Jahre bei ein und demselben Unternehmen tätig sind. Viele derartige Feierlichkeiten unterscheiden sich in ihrer Machart jedoch kaum von einem Begräbnis. Selbst wir Ärzte, die in vielen Bereichen Meister der Selbstinszenierung sind, nehmen Ehrungen (wie etwa die Ernennung zum Medizinalrat, zum Obermedizinalrat oder gar zum Mega-Medizinalrat) zwar gerne, jedoch mit einem gehörigen Maß an Understatement entgegen. Keine Spur vom Red-Carpet, von einer spektakulären Bühnenshow oder gar tränenreichen Ansprachen, die mit „I want to thank my family and my producers" und „God bless you" enden.

Dabei wären viele unserer Leistungen, die wir in den Ordinationen und Spitälern vollbringen durchaus oscarverdächtig (oder wie wir Mediziner sagen: Vd. a. Oscar). Wir sollten daher Hollywood um nichts nachstehen und abfeiern, was das Zeug hält. Folgende Oscars wären zu vergeben:

- „Bester Schnitt" – ist natürlich den Chirurgen vorbehalten.
- „Bestes Zunähen" – bleibt für die Assistenten.
- „Beste visuelle Effekte" – Die Chefvisite hat gute Chancen auf diesen Oscar, schließlich sind die Massenszenen höchst beeindruckend und erfordern eine gute Koordination der stummen Komparsen.

- „Bester Ton" – Hier werde die besten Gefäß-Sonografen des Landes ausgezeichnet.
- „Bestes Licht in der Kategorie Komödie" – geht an geschickte OP-Gehilfen.
- „Beste Kamera" – haben sich Endoskopen verdient.
- Die „beste unterstützende Nackenrolle" wird in der Regel an Physiotherapeuten verliehen.
- Für die Patienten, die in die Mühlen des medizinischen Systems geraten gibt es lediglich in einer Kategorie etwas abzuholen: „Bester Nebendarsteller im falschen Film".

Wir gratulieren.

Berittene Ärzte

Vom hohen Ross aus hätte man einen besseren Überblick über die Schandtaten der Patienten

Zwei Schlagzeilen haben vor kurzem meine Aufmerksamkeit erregt: „Berittene Polizei für Wien" und „Bankräuber kam mit dem Tretroller". Scheinbar dreht sich die ewige Rüstungsspirale zwischen Verbrechern und den Hütern des Gesetzes unermüdlich weiter. Denn zu Fuß lässt sich ein Dieb auf dem Scooter nicht fassen. Wohl aber zu Pferd. Ob man mit einem einzigen PS allerdings auch einem volltrunkenen Raser mit 300 PS nachkommt mag bezweifelt werden. Dazu bräuchte es rechnerisch dreihundert Pferde, um genauso schnell zu sein – und so viele Polizisten mit Reiterpass gibt es bei uns nicht.

Vom Innenministerium wird dennoch angedacht, für die Bundeshauptstadt ein paar Pferde in den Beamtenstatus zu erheben. Zwar hat man historisch gesehen hierzulande Vorbehalte gegen die berittene Polizei, doch für den Fremdenverkehr wäre es ein Gewinn. Es hat Stil, wenn die Polizisten am Weg zur nächsten Kreuzung zum Gaudium der Touristen auf ihren Lipizzanern ein paar hübsche Kapriolen schlagen oder nach vollzogener Razzia im Drogenmilieu lässig in den Sonnenuntergang reiten. Auch wenn ich nicht weiß, wo man auf einem Gaul Radarpistole oder Verkehrshütchen unterbringt, freue ich mich auf die ersten berittenen Besuche in den Studentenwohnungen im dritten Stock, wenn's dem Nachbar zu laut wurde.

So liegt es nahe, auch die Ärzte, die letztendlich auch eine Art Exekutivbeamte ihrer Trägerorganisationen sind, mit Pferden auszustatten. In entlegenen ländlichen Gebieten im strengen Winter mit dem Haflinger auf Hausbesuch zu reiten, erspart so manche Schneekette. Aber auch in den Universitätskliniken macht der Einsatz von Pferden Sinn, um die großen Distanzen der Krankenhausgänge noch vor Anbruch der Dunkelheit zu bewältigen. Die Patienten hören die Hufe der berittenen Chefvisite schon von weitem her klappern und können so rechtzeitig ihre Zigarettenkippen aus dem Fenster werden. Hygienisch sollte es im Spital keine allzu großen Probleme für die Pferde geben. Umgekehrt gilt Pferdemist seit der „Bauernhofhypothese" als immunmodulierend.

Pferde sind zudem nicht gewerkschaftlich organisiert und nur die wenigsten Mitglied in der Pferdekammer, sodass sie auch für Nacht- oder Wochenenddienste problemlos zur Verfügung stehen. Allerdings müssen auch sie vorher die Opt-out-Regelung unterzeichnen. Für die Versorgung des gehbaren Untersatzes kann man die Jungärzte heranziehen. Wenn sie sich schon so beharrlich weigern, niedere Schreibtätigkeiten zu erledigen, können sie zumindest den Stall ausmisten.

Dass man für die Mediziner ausschließlich Schimmel einsetzt versteht sich von selbst. Problematisch könnte es lediglich im Hinblick auf die Statik werden, wenn man all jene Kollegen aufs Pferd setzt, die bereits jetzt schon am hohen Ross sitzen. Dann ist ein möglicher Fall besonders schmerzhaft.

2

Patienten – Halbgötter mit heruntergezogener Hose

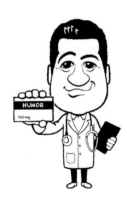

Im Prinzip sind Patienten Endkunden. Im Prinzip. Denn oft wird das medizinische Gewerbe weniger als Dienstleistungsbetrieb, sondern eher als Amt verstanden. Da wird man nicht ein- sondern vorgeladen, da freut man sich nicht auf einen erneuten Besuch, sondern bestellt zur „Kontrolle". Bereits die Semantik legt die Neigung der Ebene fest, die zwischen der Augenhöhe der Ärzte und jener der Patienten liegt. Man spricht im Fachjargon vom „Patientengut", man spricht davon, Patienten zu einem guten Gesundheitsverhalten zu „erziehen", man bezeichnet stationär aufgenommene Personen im besten Fall als „Leber von Zimmer 8", im schlechtesten als „Arsch von Zimmer 9".

Dabei könnte ein Patient zur Not auch ohne Arzt überleben. Ein Arzt jedoch niemals ohne Patienten. Schließlich liegt die einzige Existenzberechtigung für die Mediziner im Vorhandensein zumindest eines Patienten.

Auch wenn die meisten Ärzte im persönlichen Umgang respektvoll, freundlich und nett agieren, vergessen viele ihre gute Kinderstube, wenn die Patienten im Krankenhaus nicht den Ansprüchen der Spitalsregeln gerecht werden.

Es empfiehlt sich also, so zu behandeln, wie man selbst auch behandelt werden möchte. Schließlich kann es passieren, man auch als Mediziner mal die Seite wechseln und den Kittel gegen das stylische Spitalsnachthemd im Retro-Look (man kann von hinten reinsehen) tauschen muss.

© Springer-Verlag GmbH Deutschland, ein Teil von Springer Nature 2018
R. Tekal, *NebenWirkungen,*
https://doi.org/10.1007/978-3-662-57279-5_2

Patienten-Typen

In der ärztlichen Praxis begegnen uns nicht nur eine Reihe vieler interessanter Krankheiten und die Menschen, die von diesen in die Ordination mitgeschleift werden, sondern auch viele verschiedene „Zeit- und Geld-" Typen.

So verwunderlich es vielen Kollegen auch vorkommen mag: Die Parameter Zeit und Geld spielen auch für Patienten eine maßgebliche Rolle. Damit man weiß, welche Bedeutung diese Faktoren für die einzelnen Patienten haben, wurde die die systemische Einteilung in Subtypen, nach den EBM-Kriterien der „Time and Money-Association" empfohlen:

In die Kategorie *"Zeit ist Geld"* fällt der Großteil jener Patienten, die noch im Arbeitsleben stehen: Sie wollen rasch drankommen, keine langwierigen Untersuchungen, keine aufwendige Therapie, keine Änderung ihres Lebensstils, eigentlich ist es für sie eine Zumutung, dass sie überhaupt beim Arzt sind; schuld an ihrem Zustand ist die Klimaanlage, der Stress, die Kinder, der Arzt, die Gesellschaft, die Medien und der Regenwald, weil der so feucht ist und man sich pausenlos verkühlt. Therapie: Mit antibiotischen Kanonen auf erkältete Spatzen schießen.

In die Kategorie *"Zeit spielt keine Rolle"* fallen in der Regel Pensionisten, Schüler zur Schulzeit, und Bahnbedienstete zur Stoßzeit. Therapie: Krankenstand, Kur und Turnbefreiung bis auf weiteres.

Schließlich gibt es noch die Rubrik *"Geld spielt keine Rolle"*. Darin finden sich Menschen mit teuren Zusatzversicherungen und russische Oligarchen. Diese Gruppe zieht es vorwiegend zu fotogenen Medizinern mit schicken Ordinationen im Speckgürtel des AKH, die in populären Medien gerne ihre Meinung zu Lifestyle und Ernährung in Haubenlokalen kundtun, bei jedem Promi-Charity-Friedenstaubenschießen mit von der Partie sind und Lady Diana nach wie vor persönlich kennen. Die Therapie für diese Subgruppe besteht in einem ausführlichen Anamnesegespräch mit Weinbegleitung, dessen Zeitaufwand sich dem Wunsch des Patienten angleicht. Danach: Kanonade der erkälteten Spatzen.

Dennoch kommt es immer wieder zu Vermischungen der Subtypen: Karrieregeile Schüler oder arbeitsmüde Oligarchen verirren sich genauso in die überfüllten Warteräume, wie eine Mindestrentnerin in die Philippe Starck – designten Plüschsofas der Promi-Praxis. So wurde, aufgrund der mangelnden Praxisrelevanz dieser Einteilung, die „Time and Money-Association" in der damaligen Form aufgelöst, der „American Medical Association" eingegliedert und überrascht jährlich mit einer Reihe neuer bunter EBM-Guidelines.

Patienten-Fußfessel

Nur eine lückenlose Überwachung der Patienten gewährleistet auch außerhalb der Krankenhäuser und Ordinationen eine gute Compliance.

Der Einsatz der elektronischen Fußfessel ist in Österreich längst etabliert. Auch in der breiten Bevölkerung hat es sich mittlerweile herumgesprochen hat, dass es sich dabei nicht um ein kleines Sado-Maso-Spielzeug aus dem Erotikshop handelt. Vielmehr kann eine Haftstrafe in den eigenen vier Wänden abgesessen werden. Nur Einkäufe und der Weg zum Arbeitsplatz sind erlaubt. Der große Vorteil dieses mobilen Zuchthauses: Der Staat erspart sich viel Geld, der Delinquent ein paar unliebsame erotische Annäherungsversuche in der Gefängniszelle.

Können wir nicht eine solche Errungenschaft auch in der Medizin verwenden? Bei den horrenden Kosten, die jeder Liegetag im Krankenhaus verschlingt? Denn unsere ganze mühsam großgezogene evidenzbasierte Medizin können wir uns in die Haare schmieren, wenn die Compliance nicht passt. Die Einhaltung ärztlicher Empfehlungen kann zwar in den Kranken-, Kur-, und Besserungsanstalten weitgehend lückenlos überprüft werden. Doch sind die Patienten einmal entlassen, kommen sie in ihr heimisches Sodom und Gomorrha, so sind alle guten Vorsätze zur Gesundung dahin.

Vielleicht borgt uns das Justizministerium einige Exemplare dieser Fußfesseln, damit wir sie auf unsere Bedürfnisse adaptieren können. Die Fernüberwachung von Patienten, das mobile Monitoring, ist ja nichts Neues. Doch mit diesem Tool sollte es endlich möglich sein, auch die massive kriminelle Energie, die jedem Patienten innewohnt, einzudämmen. Jede Aktion kann mit der elektronischen Fußfessel akribisch kontrolliert und etwa ein allzu häufiger Gang zum Kühlschrank unterbunden werden. Verpflichtend wäre hingegen der oftmalige Aufenthalt am Wasserhahn, sowie auf der Toilette. Ausgänge sind erlaubt, vor allem ausgedehnte Waldspaziergänge, wohingegen Besuche in der einschlägigen Szene (Konditoreien und Tabakwarenläden) sofort an die Zentrale gemeldet werden. Ein digitaler Kalorien-Sensor misst die zugeführten Nahrungsmittel, über einen Schrittzähler wird die zu Fuß zurückgelegte Strecke evaluiert und die Medikamentenschachteln verfügen über einen elektronischen Öffnungsmechanismus. Zu jedem vollen Quartal wird der Arztbesuch mittels GPS-Signalen kontrolliert. So müssen unsere Schäfchen auch in ihrer gewohnten Umgebung nicht auf das schöne Gefühl der Fremdbestimmtheit verzichten.

Kritikern, die darin eine Orwell'sche Überwachung wittern, sei gesagt: Auch Kritiker haben zu hohe Cholesterinspiegel. Wäre doch gelacht, wenn wir unsere Patienten nicht zu ihrer Gesundheit zwingen könnten.

Patientenverfügung

Es ist nicht unbedingt vonnöten, ein Testament zu erstellen, wenn man in ein Krankenhaus eingewiesen wird. Aber so eine kleine Patientenverfügung hat noch niemandem geschadet. Denn man muss nicht gleich im Koma liegen, um sich dort nicht mehr wehren zu können.

Das Thema Patientenverfügung wird von den meisten Menschen im mittleren Lebensalter verdrängt, gleich anderen Bereichen wie das Sterben, der Fußpilz oder das letzte 0:3 der Fußballnationalmannschaft. Doch man kann gar nicht früh genug damit anfangen, sich um derartige Belange zu kümmern. Dient so eine Patientenverfügung doch „der Vorsorge und sichert die Selbstbestimmung", wie es so schön heißt.

Jeder Mensch kann sich so eine Patientenverfügung von einem Notar erstellen lassen, alternativ auch ein Formular im Internet downloaden, das von zwei unabhängigen Hackern bestätigt wird. Mit diesem Schriftwerk können bestimmte medizinische Behandlungen im Voraus abgelehnt werden. Sie ist für Situationen gedacht, „in denen Patienten später ihren Willen aus gesundheitlichen Gründen nicht mehr ausdrücken können – zum Beispiel weil sie nicht mehr fähig sind zu kommunizieren." So steht's geschrieben.

Einer meiner Patienten, dessen Leber gerade in die Mühlen des lokalen Krankenhauses gekommen war, bestätigte mir, dass er sich bei seinem Spitalsaufenthalt tatsächlich nicht in der Lage sah, zu kommunizieren – schlicht und ergreifend deshalb, weil es dort niemandem gab, der mit *ihm* kommunizierte. So war er ähnlich intensiv in den Entscheidungsprozess zu seiner Genesung eingebunden, wie ein durchschnittlicher Wachkoma-Patient. Damit schien mein Patient im Prinzip die Voraussetzungen für das Inkrafttreten einer Patientenverfügung zu erfüllen.

In dieser Verfügung lassen sich einige Wünsche bereits vor Antritt der Krankheit bekannt geben. Und so bat mich mein Patient, mit ihm gemeinsam einen solchen Wunschzettel für den kommenden Spitalsaufenthalt zu erstellen. Dabei hielt er etwa fest, nicht länger als zwei Werktage im Nachthemdchen am Rollwagerl sitzend auf eine Röntgenuntersuchung im Keller warten zu müssen. Auch das überraschende

Wegziehen der Bettdecke durch den Oberarzt, zur Demonstration des beeindruckenden Hautausschlages im Genitalbereich für die 30 anwesenden lernbedürftigen jungen Kollegen und aller Zimmergenossen sollte durch diese Verfügung untersagt werden. Man möge ihm zudem seine Diagnose mitzuteilen, bevor sie seine Verwandten, die Dame am Zeitungsstand und das Gemeindeamt seines Heimatortes erfahren. Des Weiteren verfügte er, man solle auf eine lautstarke Auflistung seiner Körperausscheidungen, deren Frequenz, Konsistenz und kontrollierte Abgabe bei der Visite verzichten.

Ich wünschte meinem Patienten alles Gute und gab ihm sicherheitshalber noch ein aus dem Internet runtergeladenes Testament mit.

Jeder ist sich selbst der Nächste, bitte!

In den Wartebereichen der Ordinationen und Ambulanzen herrscht kalter Krieg

An die liebe Kollegenschaft: Haben Sie sich in Ihrer Praxis je selbst drangenommen? Wenn nicht, sollten Sie das mal tun und sich selbst auch gleich ein paar Stunden warten lassen, bevor Sie sich aufrufen. Dann wüssten Sie, was Ihre Patienten durchmachen, bevor Sie auf Ihrer Behandlungsliege landen.

In den Ordinationen Norddeutschlands geht es vielleicht etwas anders zu. Frühmorgens betreten die Patienten den Warteraum, besetzen die Stühle mit Handtüchern und gehen mal frühstücken. So denkt der Schelm. Hierzulande verläuft die Sache nicht ganz so diszipliniert. Denn werden die Patienten in die heiligen Vorhallen der Heilung eingelassen, so gehen sie, weniger nach Reihenfolge des Eintreffens, sondern eher nach Reihenfolge des Stärkeren, mehr oder minder höflich, aber doch flotten Schrittes zum Aufnahmeschalter. Indem man unauffällig seinen Gang beschleunigt, lassen sich sogar ein paar gehbehinderte Mitpatienten überholen, ganz beiläufig, als ob man sie gar nicht bemerkt hätte, liegt man nun ganz regulär auf Platz Eins in der Reihenfolge des Eintreffens. Nicht umsonst hat man diese Technik jahrelang an der Supermarktkasse perfektioniert.

Dieser nicht ganz offen ausgetragene Konflikt führt jedoch zu einem Klima des Misstrauens im Wartezimmer, indem fortan jeder neu eintreffende Patient gemustert und akribisch dabei beobachtet wird, ob er sich auch an das Gesetz der Reihenfolge des Eintreffens hält.

Tatsächlich herrschte früher oft das Faustrecht in den Wartebereichen. Die Patienten mussten sich untereinander ausmachen, wer „bitte der Letzte war?", um sich nach dieser letzten Person als „das Allerletzte" einzuordnen. Dennoch gab es immer wieder Menschen, die trotzdem beim ersten Öffnen der Tür zum Behandlungsraum auf den Arzt zustürzten, um ihm nur eine „kurze Frage", ein „kleines Rezept" und eine „ganz zeitunaufwändige Injektion" abzuluchsen. Man hätte es schließlich eiliger, als die ganzen Rentner, die den Warteraum ohnehin bloß als geheizte Stube missbrauchten.

Heute werden in modernen Ordinationen die Patienten vielerorts mit einem ausgeklügelten elektronischen System sortiert, geschlichtet und aufgerufen. Damit verliert das System aber gehörig an Transparenz. Denn es geht nicht nur um den „Zeitpunkt des Eintreffens", sondern auch die „Art der Untersuchung", die „Dringlichkeit der Behandlung", oder auch die „Sympathie des Behandelten". Lauter Parameter, die mit einer ausgeklügelten Software zu einer gerechten Warteliste verarbeitet werden.

Damit kann man keinem Mitpatienten etwas vorwerfen, wenn er vorzeitig in den Behandlungsraum gerufen wird. Ja man kann nicht einmal dem Personal unterstellen, bei der Vergabe der Startnummern zu tricksen. Ohnmächtig und demütig wartet man daher geduldig, bis der Computer darüber entscheidet, dass man an die Reihe kommt. Patientenbeschwerden werden, ganz easy, mit „das macht leider das System" abgeschmettert, sodass sich auch die Ungeduldigsten einer höheren Macht beugen müssen. Nur die Hacker kommen aus einem unerfindlichen Grund früher dran.

Halbgötter mit heruntergelassenen Hosen

Eine medizinische Behandlung auf Augenhöhe kann man auf zwei Wegen erreichen: Die Erniedrigung der Ärzte oder die Erhebung der Patienten.

Viel wurde geschrieben über den Wunsch der Patienten, von ihren Ärzten partnerschaftlich, also auf gleicher Ebene, behandelt zu werden. Die Praxis sieht bekanntlich anders aus. Bildlich gesprochen pilgern die Patienten in die Tempel der Heilkunst und stecken die E-card in die Opferstöcke. Die Ebene ist mehr als schief.

Um sie gerade zu rücken, eine annähende Gleichberechtigung in die Arzt-Patienten-Beziehung zu bringen, bedarf es daher einiger Korrekturen. Die Erniedrigung der Ärzte ist eine Möglichkeit, jedoch keine so gute Lösung. Wer lässt sich schon freiwillig downgraden? Zwar wird immer wieder versucht, die Mediziner mit der beliebten Trendsportart Ärzte-Bashing von ihren hohen Rössern zu stoßen, doch im Endeffekt sitzen die Basher dann doch wieder reumütig in den Wartezimmern der Ordinationen, wenn sie selbst mal was brauchen. Zudem gibt es bei den heutigen Arbeitszeiten und der mäßigen Entlohnung der Ärzteschichten in den Niederungen des Olymps nicht mehr allzu viel zu erniedrigen. Was würde es auch für einen Sinn machen, einen behandelnden Arzt mit einem lächerlichen Nachthemdchen auszustaffieren und stundenlang auf einen unbequemen Sessel vor das Röntgen zu setzen, nur um ihn auf die Augenhöhe unserer Patienten zu bringen?

Wir sollten also eher beginnen, unsere Patienten upzugraden und in den Stand der Halbgötter und Götter zu erheben. Zwar können wir sie heute bereits zumindest als „Götter mit heruntergelassenen Hosen" bezeichnen, zur Aufwertung unserer Patienten in den überirdischen Olymp medizinischer Lichtgestalten braucht es jedoch mehr als Wortspielereien.

Nach dem Motto: „Sei selbst Dein kompetenter Arzt" sollten wir unseren Patienten medizinische Kernkompetenzen beibringen, die sie allmählich auf Augenhöhe mit uns bringen. Natürlich ist das schwierig und erfordert neben einem Medizinstudium eine jahrelange Ausbildung. Aber es wäre mal ein guter Anfang, wenn unser Klientel einmal begreift, dass Cholesterin nicht ansteckend ist (außer bei ungeschütztem Verkehr mit einem Schweinsbraten) oder der menschliche Organismus in der Regel nur eine Leber besitzt (und man nicht auf der zweiten weitersaufen kann).

Wissen ist Macht und jeder sollte zumindest einmal einen kurzen Blick in die Betriebsanleitung seines eigenen Körpers, mit dem er schließlich ein Leben lang herumläuft, hineinwerfen. Dort erfährt man tatsächlich Erstaunliches und nicht nur Götter dürfen sie lesen. Selbst, wenn sie manchmal auf Latein verfasst ist.

Eingebildete Kranke

Hypochondrie gilt als die große „Nicht-Krankheit". Dabei leiden sowohl die Patienten, als auch ihre Ärzte darunter.

Ein Gesunder ist ein Mensch, der nur nicht gründlich genug untersucht worden ist, heißt es. Ein Hypochonder wurde hingegen mehr als gründlich untersucht und dennoch wurde man nicht fündig. Schließlich sucht man nicht dort, wo etwas zu finden wäre.

So leidet ein Mensch mit hypochondrischer Störung doppelt. Einerseits unter der Krankheit, die er gar nicht hat. Andererseits darunter, nicht ernst genommen zu werden und darüber hinaus Ziel von Hohn und Spott zu sein. Witze über Hypochonder sind gemein und zutiefst verwerflich. Aber kennen Sie den? „Geht ein Hypochonder am Krankenhaus vorbei…" (kürzester Hypochonder-Witz).

Ein Hypochonder, der etwas auf sich hält, ist medizinisch gebildet, kennt mitunter mehr Nebenwirkungen und Komplikationen als sein behandelnder Arzt, kennt auch mehr behandelnde Ärzte als sein behandelnder Arzt und umkreist die medizinischen Lichtgestalten intensiver als ein Vertreter einer pharmazeutischen Firma. Er sucht seinen Körper stündlich nach neu hinzugekommenen Symptomen ab und führt die Bachblüten-Notfalltropfen, den Defibrillator, sowie einen Herzchirurgen stets mit sich. Ein Prozent der Bevölkerung soll darunter leiden, was ich für stark untertrieben halte.

Es gibt jedoch auch die Soft-Version der Hypochondrie, von der nicht nur die meisten Ärzte im Laufe ihrer Ausbildung, sondern auch die Leser medizinischer Ratgeber betroffen sind. Bildung macht also krank. Zumindest, wenn die Wissens-Quellen, aus denen man trinkt, von Dr. Google stammen. Tatsächlich kann man sich, wie es so schön heißt, „krank googeln", wenn man all seine Befindlichkeitsstörungen in die Suchmaschine tippt und den Diagnosen des World Wide Web kritiklos Glauben schenkt. Dieses Zustandsbild der „Cyber-chondrie" ist eine hübsche Modeerkrankung, die man, so man an ihr leidet, gleich auch auf Facebook mit all den anderen Cyber-chondrikern „teilen" kann. Eine höchst ansteckende Sache also (im ICD-10 auch als „infektiöse Hypochondrie" bezeichnet).

Dabei schaffen sich die Ärzte selbst durchaus die Hypochonder, die sie verdienen: Mit unseren leichtfertig dahingesagten Floskeln: „Augenlid-Zucken ist ein Warnsignal", „Jedes Wimmerl kann Hautkrebs sein" oder „Verspüren Sie Schmerzen, so lassen Sie sie rechtzeitig vom Facharzt für unheilbare Krankheiten untersuchen", treiben wir unsere Schäfchen geradezu in die Massenpanik.

Etwas mehr Gelassenheit und etwas weniger diagnostische Abklärung würden uns zwar für den Fall, dass wir uns irren, rechtlich in die Bredouille bringen. In den restlichen 99 Prozent aller Fälle leisten wir jedoch einen wertvollen Beitrag dazu, dass sich Menschen auch dann, wenn sie ihren Körper mal spüren, gesund fühlen dürfen.

Patient, Msc

Nicht nur das medizinische Personal, auch die Patienten sollten sich verpflichtet fühlen, eine fundierte Ausbildung zu absolvieren.

Ausbildungen können zur Sucht werden. Wie das Sammeln von Panini-Stickern bei einer Fußball-WM werden Punkte, Diplome, Urkunden oder

Fortbildungspunkte gehamstert, als ob es kein Morgen gäbe. Das ist vernünftig, denn wir lernen schließlich für das Leben und die Absolvierung des Wochenend-Seminars „Reinigung und Pflege der Linse flexibler Endoskope 1 und 2" ist daher einem Ausflug mit der Familie vorzuziehen, für den man bekanntlich kein Diplom bekommt.

Wir sind natürlich zur Weiterbildung verpflichtet und das kommt in erster Linie unseren Patienten zugute. Insofern dürfen wir uns auch ein wenig Dankbarkeit erwarten. Mehr noch. Wir können uns auch erwarten, dass sich unsere Patienten ebenfalls fortbilden. Schließlich müssen sie auch etwas zu ihrer Gesundheit beitragen.

Zwar gibt es heute mehr oder weniger verpflichtende Fortbildungen, etwa wenn unsere Schäfchen auf Rehabilitation weilen und die Fluchtwege aus dem Kurzentrum abgeriegelt sind. Dort haben sie die Möglichkeit, den Vorträgen über Arthrose, Diabetes oder die schlimmen Folgen ihres unbedachten Lebenswandels zu lauschen. Das ist schon ein Anfang.

Doch sollten sie nicht auch Bescheid wissen, wie man sich auf den Arztbesuch vorbereitet, wie man die eigene Compliance verbessert, wie man dem Gesundheitssystem Geld erspart? All dies erfordert eine profunde patientologische Ausbildung.

Dem Trend folgend wäre es daher durchaus denkbar, in Österreich einen Hochschullehrgang zu etablieren, der die Grundkenntnisse für Patienten auf ein akademisches Niveau hebt und mit einem Master of Science (MSc) abschließt. An einer der 32.000 existierenden Privatuniversitäten in Österreich könnten in einem dreijährigen Studium die wichtigsten Grundlagen über das korrekte Verhalten als Patient im Krankenhaus und in der Ordination gelernt werden. Ein Modul zum Parkplatzverhalten ist verpflichtend.

Die Diplomarbeit sollte ein eigenständiges Werk zu Themen wie „Da hab ich mir aber wehgetan", „So benehme ich, wenn mich der Arzt etwas fragt" oder „Über die Prävalenz der versehentlichen oralen Einnahme eklig schmeckender Suppositorien" sein. Im Anschluss kann noch die 6-jährige Ausbildung zum Chef-Patient, MSc absolviert werden.

Warum sollen sich nur die Patienten an den zahlreichen Diplomen im Wartezimmer unserer Ordination orientieren dürfen? Auch wir sollten davon profitieren, zu erkennen, wen wir vor uns haben. Schließlich redet man mit einem Patienten ganz anders als mit einem Patienten, MSc!

3

Die Arzt-Patient-Beziehung

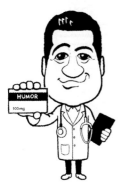

Früher kam ein Kranker (Patient) zu einem Gesunden (Arzt), der den Kranken gesunden ließ, ohne selbst dabei krank zu werden. Das waren die ungeschriebenen Spielregeln. Heute stellt in der ärztlichen Praxis die „ménage à trois" aus Arzt, Patient und Rechtsanwalt mittlerweile die häufigste Form zwischenmenschlichen Zusammenlebens dar. Tatsächlich könnte man sich viel Geld ersparen, wenn man mit ein wenig mehr Zuversicht auf die Zähigkeit der Patientenkörper vertrauen würde.

Ein durchschnittlich genährter Patientenbody übersteht Schnupfen, Husten, Heiserkeit und andere Volksleiden auch ohne Medizin. Als Arzt pokert man indes hoch, wenn man diese Erkenntnis in der Praxis umsetzt. Ganz ohne antibiotische Abschirmung, Blutuntersuchung oder Röntgen. So ist auch der Freud'sche Versprecher „Wir behandeln Sie heute nach §15" zu verstehen.

Auf der anderen Seite gelten Mediziner für viele Patienten als moralische Instanz, was das Gesundheitsverhalten anbelangt. Die Gegenwart eines nicht domestizierten Arztes löst bei vielen jedoch per se schon Unbehagen aus. Nicht umsonst bezeichnen Patientengesellschaften die Ärzte als Silent-Spaß-Killer. Und zwei Ärzte potenzieren sogar die Gefahr, einem den mühsam erworbenen ungesunden Lebensstil zu vergällen.

© Springer-Verlag GmbH Deutschland, ein Teil von Springer Nature 2018
R. Tekal, *NebenWirkungen,*
https://doi.org/10.1007/978-3-662-57279-5_3

Begegnung der dritten Ar(z)t

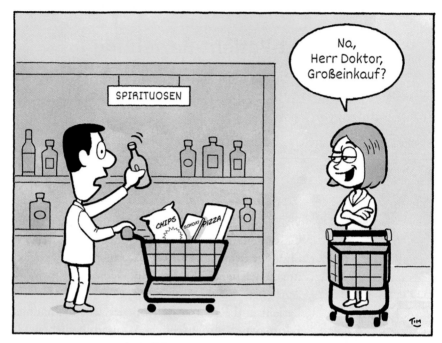

Unheimliche Begegnung der dritten Ar(z)t

© Tim Jost

Außerhalb der gewohnten Umgebung führt ein Aufeinandertreffen von Arzt und Patient oft zu peinlichen Momenten.

An dieser Stelle wurde bereits erwähnt, dass die Patienten gar nicht so genau wissen wollen, was der Arzt unter seinem Kittel trägt, nicht wahrhaben möchten, dass er auch nur ein Mensch aus Fleisch und Blut ist.

Umgekehrt weiß der Arzt zwar, dass seine Patienten aus Fleisch und Blut sind, er weiß sogar, aus welchen Bestandteilen sich dieses Blut zusammensetzt und wo hier Verbesserungsmöglichkeiten liegen, doch auch er möchte sich ein gewisses Idealbild des Patienten erhalten: Patienten sind nun mal diejenigen Personen, die auf der anderen Seite der Spritze stehen, auf das Zustechen warten, mit großen Augen und Ohren den diagnostischen Gedankengängen des Mediziners folgen, auf die Aufforderung „der Nächste, bitte" erleichtert aufspringen.

Abseits des natürlichen Umfeldes von Arzt und Patient wirkt jede Begegnung daher immer ein wenig verunsichernd. Dies kann mitunter zu peinlichen Situationen führen: Wenn etwa beim zufälligen Aufeinandertreffen der beiden Spezies im Supermarkt der Einkaufswagen des Patienten mit Schokolade, Knabbergebäck und alkoholischen Getränken vollgeräumt ist. Ein glatter Vertragsbruch wird hier evident. Und wie peinlich ist die Situation erst, wenn der ärztliche Einkauf genauso aussieht?

Vielleicht ist dies auch der Grund, warum die meisten Menschen ihren persönlichen Pfarrer nicht allzu gerne beim Nachtclubbesuch dabeihaben wollen (und auch der Pfarrer legt bei seinem Besuch ebendort keinen großen Wert auf die Begegnung mit einem seiner Schäfchen)

Man will als Arzt auch nicht auf einen Patienten treffen, der in der Ordination durch seine Narkolepsie-Neigung und ein kleines Suchtproblem auffällig wurde und sich nun beim Urlaubsflug über Lautsprecher als „ihr persönlicher Pilot" vorstellt. Auch ein Patient als Finanzberater in seiner manischen Phase oder der Sushi-Koch mit dem ansteckenden Hautausschlag an den Händen sorgt beim Arzt für etwas Verunsicherung, wenn er deren Dienste in Anspruch nimmt.

Genauso wenig goutiert es ein Patient, wenn er seinen Arzt am Vorabend einer heiklen Augenoperation beim ungeschickten Einparken oder beim lustigen Trinkspiel im Wirtshaus beobachtet.

Bewahren wir uns also die Illusion, um nicht von der harten Keule der Realität erschlagen zu werden.

Ärzte sind anders – Patienten auch!

Sprachliche Unterschiede trennen die ärztliche und patientliche Spezies. Jede Gruppe bedient sich einer eigenen Diktion.

Die klagevolle Ansage „Herr Doktor, mir tut mein Fuß weh!" bedeutet nicht unbedingt, dass sich der Schmerz tatsächlich an der angegebenen Lokalisation befindet. Vielmehr könnte damit umgangssprachlich auch das ganze Bein gemeint sein. Und wie oft blickte ich als junghüpfender Turnusarzt meinen betagten Patienten bei der anamnestischen Erhebung der Kinderkrankheiten mit verständnislosen Augen an, wenn sie mir von den „kleinen" und den „großen Tüpfeln" berichteten. Gewisse Aussagen können den Arzt verwirren.

Zum Glück können wir die Patienten mit unserem Wortschatz noch mehr verblüffen. Die Sprache gibt uns die Macht, zu zeigen, wo der Barthel den Most herholt oder, um es medizinisch zu formulieren, wo der Chirurg seine Privatgelder rekrutiert: „Die Galle von Zimmer 12 mit den niedrigen

Erys wurde verlegt!" Ärzte wissen, was hier gemeint ist. Für den gemeinen Patienten bedeutet dies aber, dass die blasse Omi, die gestern operiert wurde plötzlich weg ist und keiner weiß, wo Omi ist.

Sprache kann aber auch befremden: Sollte man bei der Aussage „Die Frau Doktor ist grad steril" Bedauern über den unerfüllten Kinderwunsch äußern? Auch die Auskunft "er macht gerade eine Leber" bedeutet nicht unbedingt, dass sich ein Arzt in die Küche verirrt hat.

Man kann sich bemühen, Klarheit und Transparenz für die Patienten zu schaffen. Man kann sich aber auch hervorragend hinter einschlägigen verbalen Konstruktionen verschanzen. „Ursächlich denke ich an eine idiopathische Erkrankung multifaktorieller Genese" klingt doch weitaus fundierter, als „keine Ahnung, was Ihnen fehlt." Nicht die Behandlung ist wirkungslos, der Patient ist vielmehr „therapieresistent". Nicht die Aufklärung war mäßig, sondern seine „Compliance" ist unterm Hund. Ein „positiver Befund" mag den Histopathologen erfreuen, nicht so sehr seinen Patienten.

Und wenn sich die iatrogen vom Patientennachtkasterl verschwundenen Weihnachtskeksi innerhalb des ärztlichen Körpers gastrointestinal per vias naturales fortbewegen, dann liegen bei aller Offenheit selbst diese kleinen Sünden hinter schönen Formulierungen verborgen.

Lieber treu als sexy

Weniger die Qualität einer Partnerschaft, als mehr deren Beständigkeit dürfte heute gefragt sein. Das gilt wohl auch für die Arzt-Patienten-Beziehung.

In einer aktuellen Untersuchung eines österreichischen Marktforschungsinstitutes wollte man den gemeinen Menschen wieder mal als triebgesteuertes Wesen bloßstellen und befragte ihn nach seinem Wunschpartner. Man wartete gespannt auf die Ergebnisse: Sind denn aktuell nun große, schlanke Frauen mit Beinen bis zum Himmel angesagt, oder haben kleine, dicke, aber reiche Männer mit Beinen bis zum Boden die besten Chancen am Heiratsmarkt? Sind es der Humor, die Attraktivität oder die Fähigkeit, fehlerfrei die Zahl Pi bis auf die hundertste Stelle genau zu rülpsen? Nun, nichts von alldem trifft zu.

Bei beiden Geschlechtern rangieren „Treue" und „gepflegtes Äußeres" auf den Top-Plätzen. Das ist gleichsam beruhigend, wie deprimierend. Man kann es natürlich als Fortschritt werten, wenn nicht Haarfarbe, Oberweite, Muskelmasse oder der Inhalt des Portemonnaies auf den vorderen Rängen rangieren. Aber um Attraktivität, geschweige denn die vielgepriesenen inneren Werte, geht es heute auch nicht. Im Vordergrund steht, wie heute so oft, alleine die – Sicherheit.

Lieber einen Lebenspartner, den man auf ewig hat, als einen, den man auf ewig anziehend findet. Der Wunsch nach Treue ist zwar durchaus verständlich, spricht aber jetzt nicht für ein rasend gutes Selbstwertgefühl. Auch der Wunsch nach gepflegtem Äußeren ist nachvollziehbar, aber Duschen finden sich heutzutage in fast jedem Haushalt (schauen Sie mal nach!). Die Ansprüche an Partner sind also mehr als bescheiden.

Und jetzt kommen wir zu unserem Metier: Wenn Treue und ein gepflegtes Äußeres ausreichen, warum geben wir uns dann die Mühe, auch noch kompetent und empathisch zu sein? Anscheinend sind die Patienten zufrieden, auf einen Arzt zurückgreifen zu können, der immer verfügbar ist und sie nicht beschimpft. Das gibt ihnen die Sicherheit, die sie sich wünschen.

Umgekehrt wünschen wir uns ja auch (therapie-)treue Patienten. Oft geht es nicht so sehr darum, ob die Tabletten im Einzelfall wirklich wirken, sondern ob sie eingenommen werden. Dann sind wir in der Partnerschaft zufrieden, loben die hervorragende Zusammenarbeit und unseren vernünftigen Patienten, der die Anweisungen strikt befolgt. Dass die Beschwerden unsere Anweisung, zu verschwinden, leider nicht befolgen, ist hier zweitrangig. Denn eine gute Therapie beginnt mit einer guten Compliance. Und bevor wir einen Patienten an einen anderen Arzt oder gar (möge uns Gott davor bewahren!) eine Person, die nicht einmal ein Arzt ist, verweisen, wurschteln wir einfach weiter.

So gibt es haufenweise Arzt-Patienten-Pärchen, die eine Art Zweckehe führen. Man begnügt sich damit, dass man einfach da ist. Wenn auch nur physisch. Denn insgeheim träumen Patienten schon von dieser einen Person, die sie auch wirklich gesund machen kann. Lassen sie wir ruhig schwärmen…

Wer zuerst kommt, mahlt zuerst – Transparenz

Mehr Transparenz bei der Vergabe von Operationsterminen soll helfen, die letzte Ungerechtigkeit in der heilen Welt der Chirurgie zu beseitigen.

Das mediale Modewort der vergangenen Monate ist Transparenz. War man in den 70er Jahren noch empört darüber, wenn in einer Fernsehshow um Mitternacht eine Dame mit transparenter Bluse vor die Kameras trat, so gehört die Transparenz heute zum guten Ton und die transparente Dame mittlerweile ins Nachmittagsprogramm.

Heute ist alles transparent. Sogar jene Dinge, die ganz und gar nicht transparent sind: Die Besetzung öffentlicher Stellen, die Vergabe von Preisen oder die Inhaltsstoffe von natürlichem Joghurt, wo nichts drinnen ist, außer Joghurt und die transparent angegebenen Zusatzstoffe mit den exotischen Bezeichnungen.

Nachvollziehbar ist mittlerweile auch die Vergabe von Kassenplanstellen. Konnte man früher noch mutmaßen, warum der Schwiegersohn des Gemeindearztes von Obersaubrunn später selbst auch Gemeindearzt von Obersaubrunn wurde, so muss er heute viele Punkte erwerben. Das ist fair. Allerdings kann es da auch vorkommen, dass in Obersaubrunn nun ein engagierter Notfallmediziner mit unendlich vielen Punkten und noch größerer Frustration auf einem Praxisstuhl sitzt, der für den Hintern des Schwiegersohnes wie geschaffen wäre.

Jüngst verlangt man auch mehr Transparenz bei der Vergabe von Operationsterminen. Schließlich hegt man seit längerem den (wohl berechtigten) Verdacht, dass Patienten mit etwas größerer Brieftasche und der Bereitschaft, diese im Krankenhaus auch zu öffnen, etwas früher in den Operationssaal geschoben werden. Dies kann einerseits ein Vorteil sein, wenn man sein Hüftgelenk ein paar Monate früher bekommt; andererseits kann auch die unter dem Namen „Rich-Patient-Syndrom" bezeichnete großzügige Indikationsstellung zum großzügigen Ausweiden betuchter Menschen führen.

Nun soll also alles genauestens aufgelistet werden, um keine Zwei-Klassen-Medizin aufkommen zu lassen. Löblich. Doch wo beginnen wir mit der Auflistung?

Wie transparent muss das Aufrufen im Wartezimmer erfolgen? Zwar finden sich in gut sortierten Ordinationen Informationszettel an der Praxistüre, auf denen die Reihenfolge „streng nach Eintreffen der Patienten" eingehalten wird, jedoch auch „nach Maßgabe medizinischer Notwendigkeit", sowie der sich „aus der dritten Wurzel des Dividenden aus Verwandtschaftsgrad und Schwierigkeit der Persönlichkeitsstruktur" ergebenden Kennzahl. Denn nur, weil etwas transparent, also durchsichtig ist, bedeutet das noch lange nicht, dass man es durchschaut.

Schöne Menschen im Krankenhaus

Dem gesellschaftlich akzeptierten und erwünschten Ziel „Beautiful People in a Healthy Society" muss die Realität von „Not so Beautiful People in a Hospital" entgegengesetzt werden. Dies gilt gleichermaßen für Kranke und Personal.

Allen hochglänzenden Werbe-Foldern moderner Krankenanstalten zum Trotz muss leider gesagt werden: Spital macht nicht sexy! Selbst die einschlägigen Seifenopern plagen sich mit diesem Setting ab: Sehen die Protagonisten in fescher Dienstkleidung noch recht ansehnlich aus, so ist Hopfen und Malz verloren, wenn die Akteure als Patienten schlecht geschminkt aus den weißen Laken der Krankenhausbetten blinzeln. Wer krank ist, dem sieht man das meist auch an, und die Spitäler liefern das passende Umfeld in Sachen Tristesse.

Auch die Mitarbeiter sehen im Lichte der Neonröhren etwas blass aus. Wer es schafft, nach dem Nachtdienst bei der Morgenvisite noch halbwegs frisch aus den Augen zu schauen, gilt ohnehin als verdächtig. Denn die modische Attraktivität am Tag danach ist indirekt proportional zur nächtens geleisteten Arbeit. Höchst verdächtig also, wenn so manch leitender Oberarzt nach dem Dienst frisch geschminkt und wohlduftend zur Morgenbesprechung erscheint.

Angehörige sind oft bemüht, das fahle Antlitz der im Spital besuchten Verwandtschaft mit einem Blumenstrauß etwas ansehnlicher zu gestalten. Ärzte schmücken sich indes höchstens mit bunten Stethoskopen oder lustigen kleinen Blutflecken am Kittel. Nicht einmal die netten figurbetonten Nachthemdchen im Spitalseigentum, die durch die modische Teilung am Rücken besonders hip erscheinen, tragen allzu viel zum würdevollen Kranksein bei. Natürlich kann man sich als Patient seine iatrogen verwüstete Frisur beim spitalseigenen fliegenden Coiffeur vor der Besuchszeit zurechtstutzen lassen; so es einem nichts ausmacht, seinem Besuch mit einer Waltraud-Haas-Frisur entgegenzutreten.

Ein wenig mehr Fashion im Krankenhaus wäre wohl kein Fehler, liebe Krankenhausträger. Ein bisschen Lagerfeld-Duft in die Desinfektionsmittel, etwas Chanel No. 5 ins Infusionsflascherl… Auch ein Lichtdesigner könnte sich im Operationssaal austoben. Der Chirurg sieht dann vielleicht etwas schlechter, der Eingriff wäre aber très chic! Was wäre denn dagegen einzuwenden, ein paar Designer zu verpflichten? Eine Patientin im Armani-Schlaf-Anzug, die ihr Mittagessen aus einer Alessi-Schnabeltasse schlürft, zeugt vom

Versuch, etwas mehr Würde in den Spitalsalltag fließen zu lassen. Von einem künstlichen Hüftgelenk im Porsche-Design möchte ich gar nicht reden!

Aus den Augen, aus dem Sinn

Trotz Spaß an der medizinischen Arbeit erfreut sich die Nachbetreuung bei den Ärzten nicht allzu großer Beliebtheit. Auch für die Chirurgen gilt nach einer Operation: Was ich nicht weiß, macht mich nicht heiß.

Ich möchte nicht behaupten, die Kollegen der chirurgischen Zunft seien nachlässig. Im Gegenteil. Die Akribie, mit der sie ihre Arbeit machen, ist beeindruckend. Von der Geduld, mit der Gewebe an Gewebe, Nerv an Nerv geflickt wird, wünschen sich viele Chirurgen-Lebenspartner einen kleinen Teil für das gemeinsame Beziehungsleben. Doch Medizin geht vor und Partnerschaft hat morgen auch noch Zeit. Vielleicht.

Anders verhält es sich bei Patienten, die keiner klassisch chirurgischen Intervention bedürfen. Also Gesunde, lediglich internistisch auffällige Menschen oder bereits operierte Personen. Dann lässt das Interesse rasch nach. Zwar ist es nachvollziehbar, dass ein Exitus „am Tisch" nicht zu jenen Dingen zählt, die ein Chirurg in seiner Karrierelaufbahn allzu oft erleben mag. Ereignet sich dieser Exitus abseits der geheiligten Hallen des Operationssaales, so ist es, als ob er nie stattgefunden hätte.

Nach dem Motto „rausgeschoben ist aufgehoben" werden die Frischoperierten in die Obhut der konservativen Ärzte übergeben. Die sollen dann schauen, wie sie zurechtkommen. Interessant wird es dann erst wieder, wenn man einen neu einsetzenden kritischen Zustand mit dem Messer beheben kann. Auch die Nahtentfernung wird gern von den Chirurgen selbst vorgenommen. Hierfür schlüpfen sie sogar aus ihrem modischen Grün in das profane Weiß, um unter lobenden Worten, vielen „Ohhs" und „Ahhs" und im optimalen Fall im Beisein der halben Belegschaft, der wunderschön genähten Hautstelle ehrfürchtig zu huldigen. Über den Rest hüllen sich die Chirurgen in Abwesenheit und Schweigen.

Dies alles wirft ein charakterlich mäßig ansprechendes Licht auf die schneidenden Kollegen. Doch wer von uns normalen Medizinern frei von Schuld ist, werfe die erste Tablette. Denn auch durch den Kunstgriff der Entlassung oder der Überweisung können mühsame Patienten nach getaner Arbeit im Spital rasch in fremde Ärztehände gegeben werden, die sie nun mit der Hartnäckigkeit ihrer Leiden beglücken dürfen. So wird so mancher Patient, stabilisiert mit zwei Dutzend Medikamenten, feixend zum „behandelnden Hausarzt" retour geschickt. Soll sich der Niedergelassene mit den nicht ganz so spektakulären Dingen, wie chronische Schmerzen, Depressionen oder allzu große Anhänglichkeit, herumärgern. Aus den Augen, aus dem Sinn. „Für Rückfragen stehen wir gerne zur Verfügung". Vielleicht.

Googeln wir die Patienten

Das Internet hat auch Einzug in die Arzt-Patienten-Beziehung genommen. Patienten googeln in der Regel ihre Ärzte schon vor dem ersten Besuch. Nun drehen wir den Spieß um!

Ein Patient, der das erste Mal auf einen Arzt trifft, kennt ihn in der Regel schon. Nicht durch die Schilderungen der Nachbarn. Heute werden die Ärzte gegoogelt, wie es so schön heißt.

Die Internet-Suchmaschine findet nach der Eingabe von Vor- und Nachnamen all das, was die elektronische Welt zu diesem Erdenbürger zu sagen hat: Ordinationsadresse, Öffnungszeiten, einen dazu passenden Stadtplan und das Werbeangebot, seinen Penis verlängern zu lassen (diese Information ist unabhängig vom Suchbegriff). In einschlägigen Betroffenen-Foren finden sich Berichte geheilter oder verpfuschter Patienten.

Im besten Fall findet der zukünftige Patient seinen Doktor als in der medizinischen Welt höchst anerkannten Experten, Links zu Gremien und zur WHO, deren Vorsitzender der gesuchte Arzt ist. Im schlechtesten Fall findet der Patient nichts oder ein paar dubiose Bilder auf Facebook und eine Nennung auf der umstrittenen Seite „Initiative Ärzte gegen lästige Patienten".

Der ersten Begegnung in der Realität geht daher bereits eine Begegnung im Cyber-Raum voraus. Die vielsagenden Blicke der Patienten, die den nun in Fleisch und Blut vor ihnen stehendem Arzt gegenüberstehen, zeugen von einem hintergründigen Wissen.

Wollen wir uns diesen Startvorteil nehmen lassen? Schlagen wir doch zurück. Googeln wir unsere Patienten! Denn was kann man da erfahren! Ich würde sogar empfehlen, die Anamnesebögen um den Punkt „Internetrecherche" zu erweitern. Denn ein Ausschlag im Intimbereich lässt sich unterschiedlich interpretieren, je nachdem ob mehr Einträge auf der Seite der „Selbsthilfegruppe für Zwangsneurosen" vorliegen oder auf „youporn".

Findet man den Patientennamen auf einer Petitionsliste gegen strengere Rauchergesetze? Hat ein Diabetiker ungesunde Rezepte in einem Kochforum gepostet? Ist der Patient Mitglied einer Sekte, einer Partei oder gar einer schamanischen Heilgruppe? Auch die Bildersuche kann Hinweise auf einen Lebenswandel geben, den der durchschnittliche Patient beim Gespräch in der Praxis nie und nimmer zugeben würde. Zudem kann hier festgestellt werden (dies ist aber eher ein Feature für die Krankenkassen), ob ein krankgeschriebener Patient tatsächlich zu Hause im Bett liegt oder von den Bildern des „Weekend Smash Party Clubs" grölend herunterlacht.

So treffen nun Arzt und Patient in der Praxis leibhaftig zusammen und wissen bereits so viel und doch so wenig voneinander…

Googeln wir die Diagnose

Jede Diagnose wird nach dem Arztbesuch einer Zweitmeinung von Dr. Google unterzogen. Denn das Internet scheint allwissend…

Lexika haben ausgedient: Jene vierzigbändigen Werke, aus denen man früher das gesamte Wissen der Welt holen konnte, machen nun dem elektronischen Medium Internet Platz. Und wie zum Hohn werden diese Lexika nun billig auf e-bay verhökert. Wenn die Studenten den guten, alten Pschyrembel gegen Wikipedia tauschen, so merkt man, dass auch in der Medizin eine neue Ära angebrochen ist – für Ärzte und auch Patienten. Denn das Internet hat die Demokratisierung von medizinischem Geheimwissen ermöglicht. War man früher als Patient einer an den Kopf geworfenen Diagnose hilflos ausgeliefert, so kann man heute sein „hirnorganisches Psychosyndrom bei Ethanol-Abusus" googeln und selbst feststellen, vom Arzt soeben als Saufkopf klassifiziert worden zu sein.

Nachteil für die gute Arzt-Patient-Beziehung ist, dass auch die in der Ordination gegebenen Ratschläge auf Herz und Nieren geprüft werden. Konnten sich die Patienten früher damit beruhigen, dass der Arzt ihres Vertrauens diesen seltsamen Auswurf beim Husten als „unbedenklich" kommentiert hat, so reicht die Prognose in den Weiten des World-Wide-Web von „harmlos" bis „hoffnungslos". Und die im WWW müssen's ja wissen.

Wechseln wir wieder die Seite und betrachten wir die Vorteile solcher technischen Neuerungen für die Ärzte. Denn heute kann kein Arzt alles wissen. Er muss nur so tun, als ob. Und kommt ein Patient mit dem Anliegen, seine jüngst vom Dermatologen diagnostizierte „Dermatitis bullosa pratensis" würde wieder jucken, kann der Hausarzt die Krankheit rasch mal in die Suchmaschine eintippen. Ist zwar nicht ganz die feine Art, aber immer noch besser, als sich in gänzlicher Unkenntnis der Materie zu Aussagen, wie „na, das wird schon wieder" oder „ja, das geht gerade um" hinreißen zu lassen.

So kann man sich die Sprechstunde des mittleren 21. Jahrhunderts bildlich vorstellen, wenn jede Aussage des Gesprächspartners sofort im mobilen Internet auf ihre Richtigkeit evaluiert wird.

Die Qualität der Information im Netz ist jedoch höchst durchwachsen. Je nachdem ob man auf der Harvard-Website oder im internationalen Hypochonder-Forum fündig wird. Doktor Google weiß im Gegensatz zu einem einzelnen Mediziner fast alles – und ist vielleicht gerade deshalb so ein schlechter Arzt.

Durch dick und dünn

Schwierige Patienten sind mitunter leichter handzuhaben als gesundheitliche Musterschüler

Ein korpulenter Mensch betritt unsere Praxis.

Unser messerscharfer, seit Jahren geschulter diagnostische Blick erkennt sofort und ohne technische Hilfsmittel das Innenleben unseres Gegenübers: Hier haben wir es mit einer unbelehrbaren, schwer motivierbaren Person zu tun, die uns voraussichtlich in den kommenden Minuten des Gespräches anlügen wird.

Doch es gibt Schlimmeres: Ein schlanker Mensch betritt unsere Praxis.

Denn die Beschwerden, mit denen dieser zu uns kommt, können wir voraussichtlich nicht mit den üblichen Standpauken „weil Sie zu dick sind", „weil Sie sich zu wenig bewegen" oder „schauen Sie mich an und nehmen Sie sich ein Beispiel!" abgehakt werden. Im Gegenteil: Gerade bei solchen Patienten beißen wir oft auf Granit, wenn er sich trotz höchst gesunder Lebensweise – von Trennkost über täglichen Sport bis hin zur abgelegten Yoga-Lehrer-Prüfung und der strikten Verweigerung jedweder Genussmittel – krank fühlt.

Nach dem „Kleinen-Eisbär-Gleichnis" („Tradition in Ehren, Mama, aber mir ist kalt!") blicken wir nun einer realen Gegebenheit ins Auge, die wir trotz hervorragendem Lebensstil (bzw. warmen Fell) nicht erklären können.

Selbst die ausgetüfteltsten Blutuntersuchungen bringen uns nur wenig Stoff für Belehrungen („bei so einem Cholesterinspiegel wundert mich nichts"), die Anamnese ist makellos und der Status weist auf eine gestählte

Person mit noch gestählterem Körper hin. Wie will man etwas verbessern, wo es nichts zu verbessern gibt?

Vielleicht liegt es ja am Stress, schließlich ist Burnout bekannt für Leiden, die sich nicht aus dem Gerinnungsröhrchen herauslesen lassen. Doch auch hier fallen wir mit Tipps zum besseren Zeitmanagement ins Leere, da unser Patient neben der täglichen Meditation schon längst auf Teilzeitarbeit umgestellt hat, um sich seinen liebsten Hobbys (die allesamt dazu geeignet sind, Geist, Körper und Seele in Einklang bringen) und seiner bezaubernden und garantiert nicht gepatchworkten Familie zu widmen.

Wir finden kein Trauma, keine psychopathologische Auffälligkeit, außer der Tatsache, dass sich dieser Musterschüler krank fühlt.

Sicherlich gibt es da etwas; eine larvierte Depression, ein subklinischer Mangel an Spurenelementen, möglicherweise eine Art Orthorexie, ein zu viel an Normalität, aber die Suche danach ermüdet den besten Diagnostiker. Irgendwann sehnen wir uns nach unserem dicklichen Patienten, um ihm ordentlich den Kopf waschen zu können.

Tinder für Ärzte und Patienten

Wie jeder Topf per App seinen Deckel findet

Seit einigen Generationen lernen Menschen ihre Liebsten nicht nur in der freien Wildbahn, sondern auch über Partnervermittlungsagenturen bzw. ein kryptisch gestaltetes Inserat kennen (Rüstiger 64j. Obermedizinalrat i. R., wohlhabend aber geizig und wenig humorv., sucht auf diesem Weg Gefährtin f. div. Aktivitäten, zB wandern, Oper od. Kopulation auf freiwill. Basis. Bei gegenseitiger Sympathie ev. Hochzeit denkbar, Ehevertrag erforderl. Chiffre #). So manchem Paar ist es peinlich zuzugeben, sich auf diesem Weg gefunden zu haben, sodass man im Bekanntenkreis eine etwas romantischere Geschichte zum Besten gibt. Eine Geschichte, die mehr das Schicksal walten, denn die Anzeige schalten lässt.

Mittlerweile scheint es jedoch gar nicht so unüblich zu sein, sich professionell verkuppeln zu lassen. Singles mit Niveau suchen Singles mit Geld und hängen das durchaus an die große Glocke. Fast schon hip ist es, sich über Dating-Apps direkt kurzzuschließen. Das ist zum einen meist kostenlos, zum anderen können vorab bereits jedwede Zweifel ausgeschlossen werden, worum es beim ersten Treffen gehen soll. Bei Tinder und Co. muss nicht mehr um den heißen Brei herumgeredet werden (für den Fall, dass man beim Date im Restaurant tatsächlich auch Brei bestellt hat). Man weiß, woran man ist, da man bereits zuvor am Handy, mit einem kurzen Wischen über das Display, eine Vorauswahl treffe konnte. Das ist gleichermaßen simpel wie genial, wie auch ein ganz klein wenig unromantisch (was einen brünstigen Obermedizinalrat allerdings nicht sonderlich stört).

Die Verkupplung zweier Menschen ist so einfach, dass man sich überlegen sollte, das System auch beruflich zu nutzen. Arbeitnehmer suchen Arbeitgeber; Mieter ihre Vermieter – und Patienten ihre Ärzte.

Da sich schon im Vorfeld feststellen lässt, ob die beiden zusammenpassen, können unangenehme Situationen, wie wir sie heute kennen, vermieden werden: Wenn etwa ein Mann mit Prostatabeschwerden beim Gynäkologen, eine Person mit Klaustrophobie beim Radiologen oder ein Patient mit einem Leiden, das man nicht gleich von außen sieht, beim Orthopäden landet. Solche Peinlichkeiten erspart man sich künftig. Die Patienten suchen sich die Ärzte nach Fachgebiet, Kassenvertrag, Spezialisierung und Aussehen aus. Findet der Mediziner den Patienten ebenso anziehend, was Krankheitsbild, Compliance, private Krankenversicherung oder zu erwartende geruchliche Komponente anbelangt, so werden die Kontaktdaten freigegeben und die beiden können sich zu einem ersten Treffen in der Ordination verabreden.

Für jede Form der modernen Partnerschaft führt dann nicht mehr der Zufall Regie, sondern ein Algorithmus, der die passenden Teile findet und verbindet. Und was das Smartphone zusammengefügt hat, soll der Mensch bekanntlich nicht trennen.

4

Konkurrent Apotheker

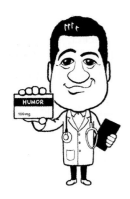

Eins vorweg: Wir sind natürlich keine Konkurrenten, sondern ziehen am gleichen Strang, um die Menschen gesund zu machen. Vielleicht liegt im gemeinsamen Strang aber auch ein gewisses Konfliktpotential. Wer darf fester ziehen? Darf der eine am Strang ziehen, wo der andere bereits gezogen hat? Und vor allem: Wie viel Abstand muss dazwischen liegen, damit der Arzt mit eigener Hausapotheke auch ziehen darf?

Was auf persönlicher Ebene wunderbar funktioniert, ist auf politischer Ebene manchmal unschön zu beobachten. Oder wie es Helmut Qualtinger formuliert hat: „Simmering gegen Kapfenberg – das nenn ich Brutalität!"

Fragen Sie Ihren Arzt oder Apotheker

Die Koexistenz von Medizinern und Pharmazeuten ist nur selten von Harmonie geprägt. Vor allem, wenn in den fremden Gewässern gefischt wird.

Die einen sprechen von Partnern, die anderen von Feinbildern. Während man mancherorts, meist im Rahmen festlicher Banketts, die Zusammenarbeit zwischen Ärzten und Apothekern als fruchtbringende

© Springer-Verlag GmbH Deutschland, ein Teil von Springer Nature 2018
R. Tekal, *NebenWirkungen,*
https://doi.org/10.1007/978-3-662-57279-5_4

Kooperation schätzt, beäugt man einander in der freien Wildbahn höchst misstrauisch und wünscht sich lästige Kundschaft an den Hals.

Der Disput zwischen der verschreibenden und der das Verschriebene nur mühsam entziffernden Zunft ist so alt, wie die zwei Berufsstände. Und der erste Mensch, der auf die Idee gekommen ist, einem Artgenossen heilende Blätter auf eine Wunde zu legen, musste bereits mit einem Protest eines Stammesbruders rechnen, der sich exklusiv für die Zubereitung der Blätter berufen fühlte.

Immer wieder finden Grabenkämpfe statt und die Interessensvertretungen bemühen sich redlich, das gelbe Flämmchen des Neides am Lodern zu halten.

So werden ärztliche Hausapotheken generell als pharmazeutische Achse des Bösen verteufelt. Umgekehrt wird jeder Versuch eines Apothekers, mit den Kunden ein Gespräch zu führen, das über „Grüß Gott" und „Bitte die Medikamente genau so einnehmen, wie sie Ihnen vom Arzt verordnet wurden" hinausgeht, mit mahnenden Blicken der Rechtsanwälte geahndet.

Besonders hart trifft es die Ärzteschaft, dass die Apotheker, laut einer Umfrage eines großen internationalen medizinischen Journals (Anm. d. Red: Readest Digest), hinsichtlich des Vertrauens, das die Bevölkerung in diese Berufsgruppe setzt, weiter vorne liegen. Hier muss Aufklärungsarbeit betrieben werden: „Wem vertrauen Sie mehr? Der Marke Mercedes oder dem Autoverkäufer, der Ihnen das Auto über die Theke schiebt?" Gut, nicht alles, was hinkt, ist ein Vergleich und man könnte anmerken, dass auch die Mediziner den Mercedes nicht herstellen, sondern ihn höchstens empfehlen; drei mal täglich, nach dem Essen.

Aber wenn Patienten zum Blutdruckmessen in die Apotheke gehen, statt zum Arzt, um sich die läppische Stunde an Wartezeit zu ersparen, dann geht das zu weit. Schon jetzt bieten die Pillendreher Cholesterinwertbestimmungen, Harnuntersuchungen und kleine psychotherapeutische Interventionen an, ja sie beginnen sogar, unsere stärksten Drogen OTC zu verscherbeln. Wo führt das hin? Welche Körperöffnungen wollen die uns denn noch abspenstig machen? Es gibt schließlich nicht genügend für zwei Berufsstände.

Vielleicht werden sich Ärzte und Apotheker in ferner Zukunft einmal wirklich gut vertragen. Spätestens, wenn ein wirksames Heilmittel gegen den Neid entwickelt wird. Doch selbst dann stellt sich die Frage: Wer darf es dann verordnen?

Wer darf denn sowas?

**Der lustige Disput zwischen Ärzten und Apothekern,
wer nun Medikamente vertreiben darf, verstellt die
Sicht auf die wahren Gewinner der Liberalisierung:
Die Drogeriemärkte basteln eifrig daran, ihre Filialen
in medizinische Kompetenzzentren zu verwandeln.**

Die Amerikaner tun es. Die Deutschen können es bald tun. Und Österreich hat sich, abgesehen von radioaktiven Steckdosen, bislang noch jedem Trend angeschlossen. Lange kann es nicht mehr dauern, denn die EU drängt darauf, den Medikamentenvertrieb auch hierzulande zu liberalisieren. Die Bevölkerung soll Tabletten demnach nicht nur, wie heute üblich, in Apotheken und am Karlsplatz beziehen können. Und auch wenn sich die Pharmazeuten noch recht siegessicher geben, ist es nur mehr eine Frage der Zeit, bis der freie Wettbewerb das Immunsystem der apothekarischen Hoheitsgebiete infiltriert.

Schließlich versteht man in der Bevölkerung den „Apothekerpreis" nicht als Auszeichnung für eine besonders gelungene Schaufensterdekoration in einer pharmazeutischen Boutique, sondern als Synonym für Hochpreisiges. Die Unzahl an Tabletten, die die Ärzteschaft ihren Patienten tagtäglich verordnet, liegt daher tonnenschwer auf den Haushaltsbudgets und treibt die Inflation mehr in die Höhe.

Umso rascher wird sich eine dem goldenen Kalb des Discounts frönende Gesellschaft davon begeistern lassen, ihre geliebten Pulver auch woanders abholen zu können. Was heute noch hinter vorgehaltener Maus aus dem Internet bestellt wird, soll bald schon die Regale der Drogeriemärkte zieren. Ohne lästige Umwege über Arzt oder Apotheker!

Bedenken hinsichtlich mangelnder oder inkompetenter Beratung sind unbegründet, denn kaum eine andere Berufssparte kennt Schmink-, Toiletten-, und Kondomverhalten ihrer Kunden so gut wie die Damen an den Drogeriemarkt-Kassen. Man spricht hier ungezwungen im Small-Talk über alle Beschwerden, vom Überbein bis zum Unterleib. Warum sollten daher nicht gerade diese Fachkräfte gleich mit dem gezielten Griff zum Benzodiazepin oder zum Morphium zufriedene Kunden schaffen, die gerne wiederkommen. Und hier bekommt man auch die Großpackungen zum kleinen Preis. Die Vorteilskarte ersetzt die E-Card, die Bonuspunkte das Suchtgiftrezept. Bestehen Unklarheiten, etwa vor Abgabe eines Magensäurehemmers, so kann im angeschlossenen Beauty-Salon mit einer kleinen Gastroskopie rasche Klarheit geschaffen werden. Vor der Kasse gibt es für den kleinen Hunger auch einzeln verpackte Psychopharmaka.

So wird es geschehen. Bis die Ärzte zurückschlagen und eine Rezeptpflicht auch für Klopapier und WC-Reiniger einfordern. Sicher ist sicher.

Vorsicht, Fälschung!

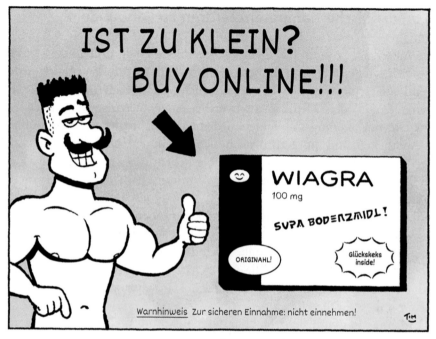

Vorsicht Fälschung!

© Tim Jost

Der Handel mit gefälschten Arzneimitteln floriert. Das Internet gilt als größte, aber nicht unbedingt als beste Apotheke.

Wozu in die Ferne schweifen. Wo es doch draußen so kalt und die nächste Apotheke gut 300 Meter entfernt ist. Ein kleiner Klick auf den bunt blinkenden Button „Buy online, save money and enlarge your penis!" klingt schließlich auch nicht unseriös.

Die Nachfrage ist groß und so schießen die Online-Apotheken wie Magic Mushrooms aus dem Boden des World Wide Web. Dabei schädigen die Patienten mit dem raschen Kauf billiger Medikamente nicht nur unsere lieben Apotheker, sondern auch sich selbst. Mehr als 95 Prozent aller im

Netz verklopften Arzneien sollen nicht dem pharmazeutischen Standard entsprechen. Auch wenn diese Warnung nicht ganz uneigennützig von der Apothekerkammer stammt, finden sich in vielen Präparaten neben und statt den Wirkstoffen auch Backpulver, Zement oder Frostschutzmittel. Ist man Bäcker, Bauarbeiter oder Automechaniker, so hat man sicherlich Verwendung dafür. Der Rest hat daran wohl ordentlich zu kiefeln.

Selten wandern Blutdruckmittel oder Cholesterinsenker über den virtuellen Ladentisch. Die bekommt man zum einen ohnehin „auf Kasse" und nimmt sie zum anderen meist gar nicht ein. Es geht vielmehr um Substanzen, die der Arzt nicht verschreibt oder bei denen die Scham zu groß ist, sie von Angesicht zu Angesicht in der Apotheke zu ordern: Mittel für Potenz und Haarwuchs, gegen Libidomangel und komische Geschlechtskrankheiten.

Als Service sei daher hier angeführt, wie man gefälschte oder illegale Präparate erkennen kann:

- Wenn auf dem Originalpräparat einer US-amerikanischen Pharmafirma nur fernöstliche Schriftzeichen zu sehen sind.
- Wenn die Packung beim Öffnen „Happy Birthday" spielt.
- Wenn neben den Pillen auch noch ein Tamagotchi beiliegt.
- Wenn die Herztabletten abwechselnd nach Erdbeere und Banane schmecken.
- Kleine Rechtschreibfehler können passieren. Immerhin sind Pharmazeuten keine Germanisten. Bei Formulierungen wie „Gägän Kofpschmezr und Weh in die Halse" sollte man jedoch skeptisch werden.
- Wenn die bestellten 100-Dollar-Pillen aussehen wie Tic Tac, schmecken wie Tic Tac, und auf der Packung „Tic Tac" steht.
- Wenn das Medikament nicht nur nach Zement schmeckt, sondern sich auch so schwer zerbeißen lässt.
- Wenn als Adresse der renommierten Firma „Tablettenweg 1, Cayman-Islands" angegeben ist
- Wenn auf der Internetseite auch andere Dienste angeboten werden, wie Partnervermittlung aus dem Osten oder günstige Auftragsmorde mit zinsloser Ratenzahlung.

Nach dem Motto: „Wir sind die besseren Online-Dealer" basteln nun die heimischen Pharmazeuten an Seiten, die mit Qualitätssiegel ausgestattet sind. Auch die Mafia hat bereits einen Grafiker beauftragt, ein hübsches Qualitätssiegel zu designen, das einem endlich das Gefühl von Sicherheit vermittelt, wenn man wieder mal auf einen grellen Button klickt.

5

Schnupfen-Husten-Heiserkeit: Pro und Kontra

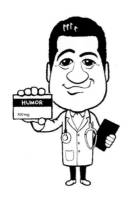

Es macht Freude, in den „NebenWirkungen" die Themen von unterschiedlichen Seiten beleuchten zu können. Vielleicht ist das auch der Ansatz, den man in der medizinischen Arbeit oft vermisst, wo die Lampe der Erkenntnis nur von einer Seite hinleuchtet. In diesem Licht sieht ein Chirurg eine Gallenblase niemals als faszinierenden Teil eines wunderbaren Systems, sondern bloß als Objekt seiner schneidewütigen Begierde. Das ist ihm auch nicht zu verübeln, denn im Operationsbesteck findet sich nun mal kein Kraut, das die Galle wieder zum Fließen bringt. Kräuterkundige indes haben zwar ihre Kräuter, vielleicht sogar den einen oder anderen Blutegel in ihrem Notfallköfferchen, aber bevor sich so ein Egel durch die Bauchdecke durchgesaugt und die Gallenblase entfernt hat, ist das Tier vermutlich schon an Altersschwäche gestorben.

Doch dass die Diagnose „Schnupfen" nicht im Portfolio von Chirurgen ist, heißt noch lange nicht, dass es den Schnupfen nicht gibt. Man kann auch an etwas leiden, an das man nicht glaubt!

© Springer-Verlag GmbH Deutschland, ein Teil von Springer Nature 2018
R. Tekal, *NebenWirkungen*,
https://doi.org/10.1007/978-3-662-57279-5_5

Der gemeine Schnupfen

Der gemeine Schnupfen führt uns immer wieder mit geballtem Hohn unsere ärztliche Machtlosigkeit vor Augen. Dennoch kann man zumindest so tun, als ob man was dagegen tun könnte

Wenn die Patienten im gerammelt vollen Wartezimmer mit schnupfenden Nasen, hüstelnden Kehlköpfen und subfebrilen Körpertemperaturen demütig auf Erlösung warten, so ehrt uns dies natürlich. Auf der anderen Seite sind wir doch etwas ratlos. Mit unseren guten Tipps zur Immunstärkung kommen wir hier etwas zu spät. Und hinsichtlich einer effizienten Behandlung sei gesagt: Der Medizin-Nobelpreis, der aufgrund besonderer Verdienste um die Bekämpfung des Schnupfens vergeben wird, ist noch vakant.

Wir können jedoch, und dies ist immerhin besser als nichts, den Patienten bei Laune halten, während der Körper sich selbst heilt. Hier hilft uns die pharmazeutische Industrie, die wirklich ansprechende Fläschchen und Tablettenschachteln für diese Zwecke zur Verfügung stellt. Die darin befindlichen Präparate werden streng nach Beipacktext oder, wenn vom Arzt anders verordnet, auch nicht ganz so streng oder auch gar nicht eingenommen, und nach etwa einer Woche stellt sich tatsächlich eine Besserung ein. Oder auch nicht. Wie das eben so ist, wenn das Zufallsprinzip die Statistik gestaltet.

Die Möglichkeit, die klassische Erkältung therapeutisch zu verkürzen verhält sich indirekt proportional zu der Anzahl der zur Verfügung stehenden Medikamente. Es gibt kaum einen Bereich, der pharmazeutisch einen derartigen Overkill zu bieten hat; abgesehen vielleicht von Mittelchen zur Versteifung von Körperteilen – und damit sind nicht die Gelenke gemeint. Wir können auf ein gewaltiges Arsenal meist nicht rezeptpflichtiger Substanzen zurückgreifen: Präparate, die vorwiegend mit Rhino- beginnen, also Rhino-super, Rhino-futsch oder Rhino-zerus kommen dabei genauso zum Einsatz, wie Mittelchen, die auf -etten enden, wie Hustin-etten, Hals-etten oder Ab-in-die-B-etten.

Die Patienten kommen gut ausgestattet mit zumindest drei Familienpackungen an entzündungshemmenden, sekretolytischen, abschwellenden oder einfach nur schlecht schmeckenden Substanzen aus der Apotheke zu Hause an, wo die Mittel verkostet, danach für die kommenden Jahre im Medikamentenschrank zwischengelagert und drei Jahre später beim Frühjahrsputz als abgelaufen gänzlich entsorgt werden.

Eigentlich schade, dass ein derart häufiges Leiden uns so zu schaffen macht. Die für das Gesundheitswesen billigere Variante ist die über Lautsprecher ins Wartezimmer gesprochene Durchsage: „Liebe Schnupfenpatienten. Danke für Ihre Aufwartung. Gehen Sie heim, kurieren Sie sich aus, hören Sie auf die Omi, warten Sie ab und trinken Sie Tee." Ist zwar nicht ganz so spektakulär, wirkt aber auch. Aber nicht vergessen, für diesen ärztlichen Rat die E-card einzufordern.

Viele idiopathische Gründe

Über die Schwierigkeit, Krankheiten mit unbekannter Ursache zielgerichtet zu behandeln

Es wäre wohl etwas vermessen, zu behaupten, wir wüssten, wie Krankheiten tatsächlich entstehen. Wir können nur vage Vermutungen äußern, und je mehr Geld wir in teure Spezialapparaturen stecken, desto präziser sind unsere vagen Vermutungen. Spätestens dann, wenn wir uns auf molekularer Ebene befinden und Rezeptoren, Gensequenzen, Basen- oder Cousinen-Paare sichtbar machen können, ist die Vermutung am vagesten und man kann zielgerichtet genau dort ansetzten, wo die Krankheit entsteht. Bis man durch eine noch teurere Spezialapparatur eines Besseren belehrt wird.

Erinnern wir uns, wie einfach die Pathogenese einer Lungenentzündung einst zu verstehen war: Ein Mensch, der nicht gottgefällig gelebt, schmutzige Gedanken oder schmutzige Fußnägel hatte, bekam nun mal die Strafe in Form einer lebensbedrohlichen Erkrankung. Logisch, dass für die Therapie auch Geistliche, Exorzisten oder Fußpfleger zuständig waren. Doch die medizinische Welt war simpel und wenn die Behandlung mal nicht angeschlagen und der Patient das Zeitliche gesegnet hat, so war das durchaus auch im göttlichen Sinne.

Solche Ursachen können wir uns in der modernen naturwissenschaftlichen Medizin nicht mehr leisten. Zumal sich die Strafe Gottes einer targeted therapy nicht zugänglich erweist.

Nein, wir brauchen Erklärungen für Krankheiten, die es möglich machen, diese Krankheiten auch behandeln zu können: Den Splitter, den man chirurgisch entfernen kann, eine Entzündung, die man unterdrücken kann, das Bakterium, dem man mit einem Antibiotikum den Garaus machen kann, ja selbst ein Virus, das mache Ärzte ebenfalls mit einem Antibiotikum beseitigen (obwohl eine solche Behandlung dann doch eher in eine theologische Richtung geht). Wenn man die Ursache zu kennen glaubt, so gibt einem das einfach ein viel besseres Gefühl.

Dennoch gibt ein eine Reihe von Leiden, bei denen wir keine Ahnung haben, warum sie da sind. Wobei der Begriff „keine Ahnung" bei den Patienten nicht so gut ankommt. So umschreiben wir das Nichtwissen mit hübschen Bezeichnungen, wie „essentiell" oder „idiopathisch".

Auch die überaus beliebte Volkskrankheit Bluthochdruck wird in bis zu 90 Prozent als „essentielle Hypertonie" eingestuft, was für die Betroffenen klar definiert und damit auch beruhigender klingt als eine „keinen-Schimmer-Hypertonie". Es sind einfach die schlechten Gene, die schlechte Lebensführung oder, so man eben einen geistlichen Würdenträger befragt, die eine oder andere Sünde, die der geschulte Blick am systolischen Wert abzulesen vermag.

Nichtsdestotrotz hindert uns das nicht daran, auch Krankheiten mit ungeklärter Ursache zu behandeln. Immerhin geht es den meisten Patienten damit besser, oder zumindest den Ärzten, die es zustande bringen, auch im Dunkeln tappend zielgerichtet zu therapieren.

Verschlechtert sich der Zustand durch die Behandlung, so empfiehlt sich übrigens der Ausdruck „iatrogen", statt dem Satz „das haben wir leider verbockt". Denn Heilung beginnt mit der richtigen Sprache.

Der Name des Schreckens

Nach Hurrikan „Irma" kommt jetzt Grippe „Heinz-Rüdiger" auf uns zu.

Immer, wenn ein verheerendes Unwetter ganze Landstiche verwüstet, rätselt die Wissenschaft, ob das nun bereits der Klimawandel sei oder lediglich ein „Scheißwetter". In jedem Fall ist das meteorologische Ereignis personalisiert und jeder Tropensturm ist mit einem klingenden Namen versehen. Das macht die Sache greifbarer. Man muss nicht auf ein abstraktes Sturmtief wütend sein, sondern auf Harvey oder Irma. Haben Sie gewusst, dass Hurrikans mit weiblichen Namen deutlich mehr Todesopfer fordern als die Sturm-Herren? Rein statistisch ist es so, obwohl die Namen von den Meteorologen bereits Jahre zuvor vergeben werden. Psychologisch erklärte man das Phänomen in einer Studie damit, dass Wirbelstürme mit Frauennamen weniger bedrohlich wahrgenommen, die Gefahr daher unterschätzt und weniger Vorsichtsmaßnahmen getroffen würden. Es sei denn, man hatte Zeit seines Lebens mit einer Schwiegermutter Irma zu kämpfen.

Ich bin mit nicht ganz sicher, warum man geneigt ist, Katastrophen zu personalisieren. Denn es macht kaum einen Unterschied, ob das „nordatlantische Sturmtief mit 959 Hektopascal Kerndruck" oder „Emma" durchfegen – der Keller ist in beiden Fällen voller Wasser.

In der Medizin ist man diesbezüglich etwas zurückhaltender. Auch wenn man geneigt ist, mit Trivialnamen zu erklären, um was es geht. Da die Zeitungen mit Influenza A H1N1 wenig anzufangen vermochten, bekam sie den Zusatz „Schweinegrippe". Nun wusste man, wem man die Epidemie zu verdanken hatte, verbot Schweine, deren Züchter, sowie die kleinen Marzipanferkel zu Silvester. Sicher ist sicher. Trotz der Dramatik scheint diese Nomenklatur eine gewisse Leichtigkeit reinzubringen, wenn man weiß, wer einem – im wörtliche Sinn – den Tag versaut.

Auch wenn die Personalisierung von Erkrankungen nicht immer zur Deeskalation beiträgt – man denke an Parkinson oder Alzheimer – verpassen manche Patienten sogar ihrem Krebs einen Eigennamen. Möglicherweise macht es die Sache etwas greifbarer. Man muss ja nicht gleich den Teufel an die Wand malen und statt „Pest" „Schwarzer Tod" sagen. Aber so ein „Schnupfen Dieter", eine „Hammerzehe Jessica" oder das „Vorhofflimmern Raoul" klingt irgendwie vertraut. Der Taufname sollte natürlich irgendwie stimmig mit dem Leiden übereinstimmen, etwa bei „Uterusmyom Ursula" oder der „Fettleber Sepp", und bei „Gonorrhoe Herbert" lässt sich sogar zuordnen, wem man die Krankheit zu verdanken hat.

So lässt sich das Gesundheitssystem auch derart finanzieren, die Eigennamen an Konzerne und VIPs zu verkaufen. So freue ich mich auf die kommende Darmgrippe „Helene Fischer", die durch diesen Namen weitaus weniger bedrohlich wirkt.

Medizinischer Fußabdruck

Nicht nur im Hinblick auf die Ökologie gibt es Fußabdrücke. Manche Menschen leben auch als Patient auf großem Fuß.

Viel wird dieser Zeit von den Spuren, die jeder Erdenbürger im Laufe seines Lebens auf dieser Welt hinterlässt, gesprochen. Diese müssen nicht unbedingt offensichtlich sein, wenn etwa nach einem kleinen Picknick im

Freien eine kleine Sondermülldeponie auf der Waldlichtung zurückbleibt. Es geht darum, wie viel man Mutter Erde abverlangt, kurz: Den „ökologischen Fußabdruck".

Jeder Mensch hat einen solchen Abdruck. Sonst könnten wir ja nicht auf dieser Welt gehen, sondern müssten fliegen. (Und das Fliegen macht paradoxer Weise einen noch größeren Fußabdruck als das Gehen.)

Doch die, die auf großem Fuß leben, mit großen beheizten Privatpools protzen oder die steilen Berge der Nobelbezirke mit geländegängigen SUVs erklimmen, haben einen besonders großen Abdruck. Auch ein Besuch in einem Fast-Food-Restaurant lässt mehr Verpackung zurück als das Hochzeitsfest einer moldawischen Großsippe.

Ziel soll es sein, seinen Abdruck klein zu halten. Wem das zu mühsam ist, der kann sich mit mehr oder minder freiwilligen Ablasszahlungen, wie Ökosteuern, die Absolution erkaufen.

Doch wie wir wissen, hat ein Mensch auch ein Leben als Patient. Und damit auch einen „medizinischen Fußabdruck". Schließlich verbrauchen wir im hohen Lebensalter, in den letzten Wochen unseres Lebens, mitunter weitaus mehr an Schwestern, Ärzten, Medikamenten und Infusionsschläuchen als in der gesamten Lebenszeit davor.

Manche Menschen gehen prinzipiell nicht zum Arzt und sind erstaunlicherweise trotzdem gesund. Deren Abdruck ist kaum vorhanden: Der Traumpatient der Kassen, der Antichrist der pharmazeutischen Industrie.

Und dann gibt es Personen, die Ärzte und Tabletten konsumieren, als gäbe es kein Morgen. Mitnichten sind dies nur die chronisch Kranken. Die Lust, Medizin in all ihren Facetten zu konsumieren, bei jedem Unwohlsein auf die gesamte Palette der ärztlichen Heilkunst zurückzugreifen und sich durch die kulinarische Welt der heimischen Spitzenmedizin zu kosten, ist durchaus mit einem CO_2-geschwängertem „Fettes Auto-Fette Burger"- Leben vergleichbar.

Zugegeben: Die Konsultation eines Arztes alleine verursacht noch keine Erderwärmung. Aber im Bemühen, den Patienten die Wünsche von den flehenden Augen abzulesen, wird dann schon recht rasch mal die eine oder andere MRT bemüht, statt dem bloßen Abhören eine kleine Thallium-Szintigrafie durchgeführt und die Diagnose mit einem Feuerwerk von Sonografien abgerundet.

Bis Patienten, Ärzte und Industrie strahlen. Und die Krankenkasse mit offenem Mund vor dem Abdruck eines Yetis steht.

Spezial – Vom Cor pulmonale zum Cor doba

Da die medizinischen Fachbegriffe nicht ganz so einfach zu verstehen sind, widmete sich eine kardiologische Spezial-Ausgabe dem überaus komplexen Thema des Herzens:

Krankhafte Veränderungen am Herzen werden oft mit klingenden Namen versehen: Begriffe wie Cor pulmonale, Cor hypertensivum oder Cor bovinum mussten wir alle im Zuge unserer Ausbildung in das Langzeitgedächtnis speichern. Und doch möchte ich anbei einige, vielleicht selbst den Fachkreisen nicht ganz so geläufige, Formen von herzlichen Alterationen hinzufügen.

- *Cor-sicca* – „Das trockene Herz", das vorwiegend auf einer französischen Mittelmeerinsel zu diagnostizieren ist. Es dürfte sich um eine physiologische Anpassung des Herzens gehandelt haben, als im 18. Jahrhundert durch eine Seeblockade die Lieferung von gutem Rotwein aus dem Festland unterbrochen wurde, das Herz somit auf dem Trockenen blieb.
- *Cor-doba* – „Das narrische Herz". Erstmals beschrieben 1978, als Österreich in einer argentinischen Stadt die deutschen Nachbarn im Fußball mit 3:2 vom Platz verwies. Zwar kann es bei einem solchen Ereignis zu einer massiven Beschleunigung des Herzschlages kommen; da derartige Ereignisse jedoch nur einmal im Jahrtausend passieren, gilt diese Form als Orphan-Disease und verdient keine weitere Beachtung.
- *Cor-leone* – „Das kriminelle Herz." Lebt von Schutzgeldern aus Leber, Milz und Niere. Kann beim gerichtsmedizinischen Nachweis bei unklarer Todesursache auch als Cor-pus delicti dienen. In diesem Zusammenhang sei auch auf das sogenannte „bestechliche Herz" Cor-rupt hingewiesen.
- *Cor-alle* – „Stark verkalktes Herz".
- *Cor-ridor* – „Das sehr sehr lange Herz" (anatomische Besonderheit, manchmal auch mit Türen versehen).
- *Cor-d* – „Das längsgestreifte Herz". Meist in den beliebten Farben beige und braun erhältlich.
- *Cor-n-on-the cob* – Herz mit hohem Anteil an Maisstärke, das vor allem in den Morgenstunden zum Frühstück als Cor-n-flakes zu den typischen Beschwerden führt.
- *Cor-nelia funke* – „Tintenherz"

- *Cor-alm-tunnel* – „Umstrittenes Herz". Wurde erstmals im Süden Österreichs beschrieben und sucht eine Verbindung zu Nachbarorganen, ohne dabei Kosten und Mühen zu scheuen.
- *De-cor* – „Formschönes Herz", das Radiologen dazu bewegt, Röntgenfotos davon zu rahmen und an die Wand zu hängen.
- *Cor-tison* – durch eine Übermedikation mit Steroiden bedingte Herzschädigung.
- *Cor-am-publico* – „Exhibitionistisches Herz".
- *Toyota Cor-olla* – Herz mit defekten Bremsen.
- *Kirchen-cor* – „Sehr musikalisches Herz". Allerdings in letzter Zeit sehr missbräuchlich verwendet.

6

Der menschliche Körper – Pro und Kontra

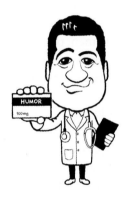

Auch Nichtmediziner sollten sich etwas mehr mit dem Körper auseinandersetzen. Immerhin verbringen wir einen Großteil unseres Lebens darin, ausgenommen vielleicht Zustände außerkörperlichen Erfahrungen, im Rahmen von Meditationen oder Vollräuschen.

Ich habe mir in dieser Kolumne auch öfter schon Gedanken über den österreichischen Körper gemacht und die Diskussion vom Zaun gebrochen, ob er sich dramatisch von einem deutschen oder einem chinesischen Körper unterscheidet. Letztlich sind wir doch alle irgendwie anatomisch ähnlich und ein fernöstliches Modell ist um keinen Deut schlechter als das mit biologischen Birnen großgezogene Erzeugnis aus dem Mostviertel. So ist auch zu erklären, dass es, bei allem Wildwuchs an Fach-sub-sub-subdisziplinen eigentlich keinen „Facharzt für den Österreichischen Körper" gibt. Das kann bedeuten, dass dieser spezielle Körper auch in bestehenden Strukturen gut betreut werden kann oder aber, dass es sich finanziell nicht sonderlich lohnt, abseits der Stoffwechselambulanz auch eine Stoffwechselambulanz für Schweinsbraten-Abusus zu gründen.

© Springer-Verlag GmbH Deutschland, ein Teil von Springer Nature 2018
R. Tekal, *NebenWirkungen,*
https://doi.org/10.1007/978-3-662-57279-5_6

Farm im Darm

Nicht der Apple a Day, sondern ein vielfältiges Mikrobiom soll den Doctor Away halten

Mehr als eineinhalb Kilogramm wiegen die Bakterien in unserem Darm. Und bevor jemand auf die Idee kommt, das überschüssige Gewicht durch eine gezielte Antibiotikatherapie ins Klo zu spülen, sollte nochmals darauf hingewiesen werden, dass wir diese unsere Darmflora brauchen wie einen Bissen glutenfreies Brot.

Diese Einsicht ist nicht selbstverständlich, denn als man vor mehr als 100 Jahren entdeckt hat, dass der Stuhl und damit auch der Darm voll von Bakterien ist, war der zweite logische Gedankengang: Wie kann man diesen Eindringlingen den Garaus machen? Das Image unserer Mitbewohner hat sich in den letzten Jahren jedoch derart verbessert, dass man sogar versucht, mit Präparaten, die Omni, Bio, oder Eu als Vornamen tragen, die Darm-WG um einige Millionen Mitbewohner zu erweitern. Sogar die Stuhltransplantation steht zur Verfügung, bei der, etwas weniger vornehm, durch den Hintereingang bevölkert wird.

Warum man sich so lange Zeit nur wenig um die offenkundige wertvolle Funktion des Mikrobioms gekümmert hat, mag auf dem Gefühl fußen, dass man doch eher selbst für seine Gesundheit zuständig sein möchte und nicht ein Haufen ekliger Organismen, die man im Normalfall mit ätzenden Scheuermitteln von der Toilettenbrille zu entfernen versucht, damit der Po nicht nur hygienisch, sondern sogar klinisch rein ist.

Heute möchte man gut zu seinen Mitbewohnern sein, sie nicht überfordern mit hochgezüchtetem Weizen aus dem Tullnerfeld, Fruktose aus der Fertigpizza oder Glutamat vom traditionellen Chinesen am Eck.

Man hört indes davon, dass man neuerdings nicht nur Beamte, sondern auch sein Mikrobiom anfüttern kann. Durch gezielte Auswahl seiner Nahrungsmittel lassen sich bestimmte Bakterienarten heranzüchten, wie Küchenkräuter im Hochbeet. Ein solch inneres „urbanes Gardening" kann sogar Städtern Spaß machen. Statt am Handy mit „Hay Day" einen virtuellen Bauernhof zu betreiben, kann mein seine reale Farm im Darm hegen und pflegen.

Wenn also statt der Tiefkühlpizza mit Artischockenherzen, Topinambur oder Chicorée auf dem Speiseplan stehen, freuen sich die Darmbewohner.

Auch wenn den meisten Darmbewohner-Behausungen dabei die Freude am Essen vergeht.

Man ist also derart begeistert von diesem Mikrobiom, das beim Abnehmen hilft, Depressionen besiegen kann oder gemeinsam mit dem „Darmhirn" sogar mittelschwere Sudokus lösen kann, dass man als Patient fürchten muss, vom Arzt seines Vertrauens erst nach seinem Mikrobiom begrüßt zu werden. So sehr ich mich auch freue, dass dieser unterschätzen Subkultur in unserem Körper endlich die gebührende Aufmerksamkeit zukommt, bin ich noch etwas skeptisch, ob die Darmflora tatsächlich so glücklich über die biotechnologisch gepimpten Turbo-Joghurts in unseren Müslischüsseln ist, wie die Hersteller.

Egoistisches Gehirn

Der ökologische Fußabdruck unseres zentralen Nervensystems sollte uns angesichts des Klimawandels zu denken geben.

Immer, wenn die Wissenschaft wieder einmal etwas festgestellt hat, blickt die Welt ganz gespannt auf die Ergebnisse der vorliegenden Studie. Sei es die überraschende Erkenntnis, dass Langschläfern weniger Stunden vom Tag bleiben; die Patientenzufriedenheit signifikant steigt, wenn eine Operation gelungen ist; oder jene Menschen glücklicher sind, die mit einem Cocktail im Whirlpool sitzen, als jene, die mit dem Presslufthammer in einer Kohlemine schuften.

Eine Studie jüngeren Datums enthüllte jetzt die sensationelle Erkenntnis, dass unser Gehirn im Zweifelsfall die zur Verfügung stehende Energie für sich abzieht. Quasi ein kortikaler Neoliberalismus. Doch auch wenn bekannt ist, dass unser Steuerzentrum bei allzu niedrigem Blutdruck keine Scheu hat, den ganzen Körper unvermutet in eine waagrechte Position zu bringen, um wieder genug Blut zu haben, hätte man die Skrupellosigkeit dieses Organs bei weniger bedrohlichen Zuständen nicht so hoch eingeschätzt.

An der Universität Cambridge wurde das Gehirn nun im Hinblick auf sein Rüpeldasein an Sportlern untersucht. Und da man in Cambridge traditionell entweder nur rudert oder Quidditch spielt, hat man, in Ermangelung fliegender Besen, Probanden aus den Reihen des universitären Ruderclubs ausgewählt. Die Ruderer mussten einerseits einen Merktest absolvieren, sich zum anderen an der Rudermaschine körperlich ertüchtigen. Das Ergebnis; Die Doppelbelastung reduzierte die geistige Performance. Jedoch bei weitem nicht so stark, wie die körperliche Leistung. Was so nicht zu erwarten war. Denn man käme vermutlich zu einem völlig anderen Ergebnis, würde man Männer im Zustand größter Gamsigkeit, in dem nachweislich nur ein geringer Teil des Blutvolumens dem Gehirn zukommt, auffordern, ein Sudoku zu lösen.

Dennoch postulierten die britischen Forscher nach der Beobachtung ihrer Ruderer, dass das Gehirn ein egoistisches Organ sein muss. Immerhin verbraucht es bei einem Gewichtsanteil von gerade mal zwei Prozent am Körpergewicht rund 20 Prozent der Gesamtenergie. Ein ökologischer Fußabdruck, gegen den die Amerikaner vergleichsweise wie Greenpeace-Aktivisten wirken.

Für Studienautor Danny Longman dürfte demnach ein gut genährtes Gehirn für das Überleben wichtiger sein als gut genährte Muskeln. Obgleich bezweifelt werden darf, dass unsere Vorfahren in der Steinzeit ihre natürlichen Feinde im Schach besiegt haben.

Vielleicht setzt sich aber auch nur bei Cambridge-Studenten das Gehirn durch, während sich die Sache bei der Durchschnittsbevölkerung anders verhält. Man denke etwa an das Interview eines durchschnittlichen Fußballers unmittelbar nach dem Match. Wo ist da das Blut hin?

Vielleicht lässt sich das Gehirn ja überlisten, wenn man Sport im Fernsehen schaut. Aber für solche wirklich interessanten Studien fehlt natürlich das Geld!

Wem vor dem Morgen graut

Rechtzeitig zum Schulstart die Top-Meldung: Teenager leben in einer anderen Zeitzone.

Zum Glück gibt es Studien, die unser Verhalten entschuldigen. Sie zeigen, dass wir im Prinzip nichts dafür können, wenn wir uns zu wenig bewegen, denn das sind die Gene, nur Süßigkeiten in uns reinstopfen, denn das sind die Hormone, und misanthropisch durchs Leben schreiten, denn das sind die anderen Menschen. Man kann nichts dafür, wenn einem das Schicksal so übel mitspielt. Dass man von der jüngeren Generation dann mit „du Opfer" tituliert wird, müssen einem diese Ausreden wert sein.

Regelmäßig zu Schulbeginn steht jedoch gerade diese junge Generation im Zentrum der Aufmerksamkeit. Denn nach den Sommerferien fällt die Umstellung auf den Schulalltag mehr als schwer. Nun beginnt der Tag mit Sonnenauf-, statt mit Sonnenuntergang. Wer schon einmal versucht hat, ohne maschinelle Hilfe einen Teenager aus dem Bett zu zerren, weiß um das intensive Schlafbedürfnis der Heranwachsenden Bescheid.

Natürlich könnte man die bleierne Müdigkeit mit nächtlichem Herumgeistern im Internet erklären. Doch es gibt auch eine biologische Erklärung. Denn die hormonelle Umstellung in dieser Lebensphase führt zu einem permanenten Jet-Lag. Eine Studie aus dem „New Scientist" zeigte, dass mehr als ein Viertel der Jugendlichen mindestens einmal pro Woche im Unterricht einschläft. Allerdings steht hier wohl die biologische der pädagogischen Unzulänglichkeit um nichts nach. Die Vereinigung kritischer Eltern ist indes der Auffassung: Wer lange feiert, kann auch früh aufstehen!

Doch die innere Uhr des Menschen tickt unterschiedlich – und verschiebt sich im Laufe des Lebens. In der American Time Use Survey liegt der Schlafmittelpunkt im Rentenalter bei drei Uhr, bei den Jugendlichen bei halb fünf in der Früh, einer Zeit, in dem die Rentner bereits dreimal am Klo waren. Teenager leben in einer anderen Zeitzone. Wie man als Elternteil in diese Zeitzone das Essen hineinschiebt, bleibt allerdings oft ein Rätsel. Am besten eignen sich kurzkettige Kohlenhydrate, um die Zeitschranke zu überwinden.

So wird jedes Jahr aufs Neue diskutiert, den Schulstart etwas nach hinten zu verlegen, etwa auf 22 Uhr, oder eine Art Gleitzeit einzuführen, sodass Schüler und Lehrer gar nicht mehr zwangsläufig aufeinandertreffen müssen.

Andere Erziehungsexperten empfehlen, sich nach dem Sommer langsam wieder an den Schulrhythmus zu gewöhnen, das heißt ab dem ersten Ferientag um sieben aufzustehen, in den Bus zu steigen und bei der verschlossenen Schule wieder umzukehren, um seinem Körper die harte Umstellung im Herbst ersparen. Teenager, die bereits im Sommer aus organisatorischen Gründen von Tenniscamp zu Pfadfindercamp zu Ministrantencamp zu Lerncamp zu Campcamp verschickt werden müssen, freuen sich indes, in der Schulzeit etwas länger schlafen zu dürfen.

Der Gang aufs Töpfchen

© Tim Jost

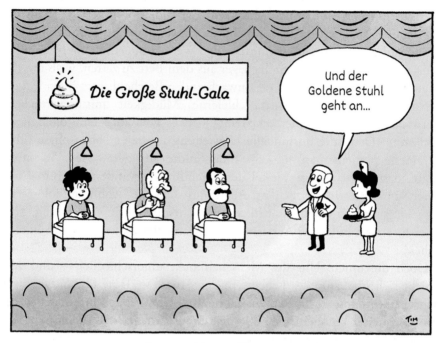

Hohe Auszeichnung für Patienten

Bei aller High-Tech-Medizin und dem Anspruch einer umfassenden bio-psycho-sozio-kulturellen Herangehensweise, steht die Frage nach dem „großen Geschäft" immer noch im Zentrum der Heilkunst im Spital.

Im Krankenhaus wird vielen Menschen oft erst bewusst, dass sie einen Körper besitzen, der auch Funktionen wahrnimmt. Vor allem wird ihnen bewusst, dass auch andere Menschen, die im selben Krankenzimmer liegen, Körperfunktionen haben. So viele, dass man sie gar nicht alle kennenlernen möchte.

Zudem lernt man dazu, dass die Ausscheidung wohl die wichtigste aller Körperfunktionen zu sein scheint. Darum dreht sich das Universum einer

Station: Wer wie viel Pipi macht und wie erfüllend die Stuhlmengen sind. Patienten fühlen sich dann in die frühe Kindheit zurückversetzt, in der ein erfolgreicher Töpfchengang die Eltern in eine ekstatische Begeisterung versetzt, wie man sie von ihnen erst wieder bei der Überreichung der Promotionsurkunde zu sehen bekommt.

Im Spital spiegelt sich die Freude über das geglückte Häufchen in den Augen des Personals wider und man unternimmt alle Kraftanstrengungen, um die Pflegekräften glücklich zu sehen.

Ich habe mich immer schon gefragt, warum etwas derart Profanes wie ein Ausscheidungsprodukt im Krankenhaus einen so hohen Stellenwert einnimmt. Die Antwort ist, wie immer, ebenfalls profan. Denn es geht um das schlichte Quantifizieren nicht einschätzbarer und daher unheimlicher Vorgänge.

Die Frage „Wie geht's Ihnen heute?" wird von den Patienten nur sehr schwammig beantwortet. Das ist unbefriedigend, denn neben unserer hervorragenden Therapie spielen auch andere Parameter eine Rolle, wie die Zusammensetzung des Mittagsmenüs, die Zusammensetzung des Verwandtenbesuches oder die Zusammensetzung des abendlichen Fernsehprogrammes.

Die Quantifizierung von Körpervorgängen, das schlichte Abhaken von absolvierten Stuhlgängen und die Messung von Harnmengen, gibt uns wieder jene Sicherheit, die wir uns wünschen. Denn geht's dem Stoffwechsel gut, geht's uns allen gut.

Selbst auf psychosomatischen Abteilungen wird neben der Evaluierung der Gefühlswelt, einer empathischen Patientenführung und dem Versuch, mit Körpertherapien das Leib-Seele-Gleichgewicht wieder herzustellen die wesentlichste aller Fragen gestellt: „Und waren wir schon am Klo?"

Dass es sich, wie böse Zungen behaupten, um eine kollektive anale Fixierung des Klinikpersonals handelt, ist zumindest nicht bewiesen. Wer brav verdaut, dem kann im Krankenhaus nichts passieren. Der Rest wird mit einem Einlauf seiner Wahl belohnt.

7

Das Gesundheitswesen – Vorsichtiger Versuch einer Annäherung

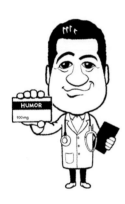

So große Sympathien man auch zu den Mitarbeitern einer Ordination, einer Krankenanstalt oder einer Sozialversicherungsanstalt auch hegen mag – in seiner Gesamtheit kann das versteckt in der Verwaltung lebende Gesundheitswesen doch recht bedrohlich wirken, vor allem wenn es nicht genug zu fressen bekommt.

So kommt etwa zur alljährlichen Grippewelle auch die alljährliche Empörungswelle hinzu. Weniger über die Grippe selbst, der die Empörung ziemlich am Arsch vorbeigehen würde, so die Grippe überhaupt über einen Arsch verfügt, sondern über die untragbaren Zustände bei der medizinischen Versorgung. Wer ist schuld? Das Gesundheitswesen.

Von ärztlicher Seite kritisiert man die mangelnde Honorierung, unflexible Arbeitszeiten, die mangelnde Honorierung, sowie in vielen Fällen auch die mangelnde Honorierung. Auch hier schiebt man dem Gesundheitswesen den schwarzen Peter zu. Letztlich sei noch der Zankapfel namens PHC (Erstversorgungszentren) erwähnt. Sie sind als Teil des Systems ähnlich umstritten wie das THC (Erstversorgungsdroge), sollen aber bald schon legal werden.

Das Wesen hat es also nicht leicht, gesund zu bleiben. Daher biete ich mit der letzten Kolumne dieses Kapitels „Wieviel Spital braucht das Land?" wirklich praktische Lösungsvorschläge an.

© Springer-Verlag GmbH Deutschland, ein Teil von Springer Nature 2018
R. Tekal, *NebenWirkungen,*
https://doi.org/10.1007/978-3-662-57279-5_7

Viel Aufmerksamkeit erregten immer wieder die Kolumnen über denkbare Einsparungspotentiale im Gesundheitswesen. Und ich befürchte, da hat so mancher Entscheidungsträger mitgeschrieben…

Einsparungen im Krankenhaus

© Tim Jost

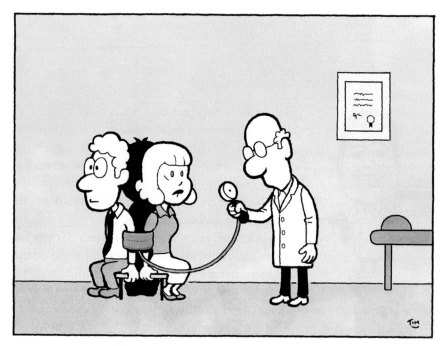

Effizienzsteigerung beim Blutdruckmessen

Die Gebietskrankenkasse meldet Konkurs an, der Rechnungshof schüttelt den Kopf und auch gleich ein paar hervorragende Ideen aus dem Ärmel, wie man im Gesundheitswesen fast drei Milliarden Euro einsparen kann.

Als wertvolles Mitglied der medizinischen Gemeinde möchte ich natürlich auch aktiv mithelfen, Geld zu sparen. Ein erster Schritt wäre es, in der

Ordination auf so redundante Gesprächsfloskeln wie „Grüß Gott", „Auf Wiedersehen" und „Was fehlt Ihnen" zu verzichten. So kann die ppm-ratio (patient per minute) bei gleichem Stundenlohn deutlich erhöht werden. Auch kann man zur Kostenreduktion im diagnostischen Bereich seine eigenen Sinne einsetzen, um etwa eine Tuberkulose zu hören, Zucker und Protein im Harn geschmacklich zu identifizieren oder eine Chlamydie am Gang zu erkennen.

Doch die wirklich großen Finanzbrocken finden sich in den Krankenanstalten. Ja, wer mit offenen Augen durch ein Spital geht, der sieht Einsparungspotential an allen Ecken. Ist es wirklich nötig, dass in einem Operationssaal vier Ärzte und ein Haufen Schwestern um einen einzelnen Patienten herumstehen? Hier stimmt die Relation nicht! Kein Bäcker könnte es sich erlauben, den handgemachten Osterstriezel von sieben geschulten Mitarbeitern gleichzeitig anfertigen zu lassen (Einer knetet, zwei assistieren ihm dabei und einer schiebt das Gebäck in den Ofen.). Einen Menschen mit grippalem Infekt stationär zu behandeln kostet in etwa so viel wie ein schöner Karibikurlaub. Vor die Wahl gestellt würde sich der mündige Patient für die Fernreise entscheiden – und voraussichtlich auch rascher gesunden.

Es gilt also nun, die möglichen finanziellen Problemzonen in den Krankenhäusern radikal zu straffen. Und gerade in der viel kritisierten Massenabfertigung liegt die Chance auf ein leistbares Medizinsystem: Die Anfertigung von Blutdruckmanschetten für drei Oberarme beschleunigt die Routinearbeit enorm. Statt jedem einzelnen Patienten Blut abzuzapfen, verwendet der sparsame Kollege ein Röhrchen für ein ganzes Zimmer. Ist der daraus bestimmbare Mittelwert in Ordnung, so können alle Patienten entlassen werden. Bei erhöhtem Gesamtwert, etwa von Blutfettwerten, lässt sich das Problem mit einem Statin-Raumspray günstig beheben.

Auch ist nicht einzusehen, aus welchem Grund man Menschen nur nacheinander in eine CT-Röhre schiebt. Wir multislicen einfach gleich drei zusammengebundene Patienten gleichzeitig. Dem Computer ist es wurst, wie viele Organe eine Schicht hat, man erspart sich Zeit und Geld und den Patienten wird der Sparsamkeitswille der Klinik bewusst. Also, liebe Kollegen, an die Arbeit. Die Kassen belohnen jede findige Idee mit einem Aufenthalt in einem Wellnesshotel, im Sechsbettzimmer.

Auszüge aus dem aktuellen Spital – Gault-Millau

Im Zeitalter der freien Gesundheitsmarktwirtschaft werden Krankenhaus-Kritiken immer wichtiger.

Wir sind es gewohnt, Dinge, die wir nicht kennen, von anderen Menschen beurteilen zu lassen. Schon seit frühester Kindheit an. Mussten doch zuerst die Eltern ran und jedes Löffelchen mit püriertem Putenfilet an Safran in Wacholderbeer-Chili mit Babykarotten vorkosten, bevor wir uns dazu bequemten, auch ein Löffelchen zu verzehren. Geschwistern oder Freunden ließen wir den Vortritt, wenn es darum ging, wie viel Gewicht ein morscher Ast aushielt oder ob man den Weidezaun mit der Zunge berühren konnte, ohne tot umzufallen.

Im Erwachsenalter lassen wir professionelle Vorkoster in Theateraufführungen oder Restaurants gehen, bevor wir uns selbst ein Urteil bilden. Wir sind angewiesen auf Top-10-Listen, Sterne und Hauben oder Kommentare erfahrener User, da wir schon verlernt haben, selbst zu erkennen, was gute Kunst, gutes Essen oder gute Youtube-Nasenbohr-Videos sind. Kritiker löffeln für uns die Suppe aus, in die sie zuvor hineingepinkelt haben, sodass dann allen der Appetit vergeht.

Auch Spitäler müssen sich zunehmend bewerten lassen. Am freien Markt wird ge-ratet, ge-rankt und ge-bestenlistet, was das Zeug hält. Also brauchen wir auch hier Berufskritiker, die das Krankenhaus plus Inhalt für uns bewerten. Hier einige Zitate aus dem bekannten chirurgischen Kritikerblatt „Stylish-Cut".

„Herr Doktor K. in der Schnittführung bemüht, scheitert an den komplexen Anforderungen dieser Operation." (…) „Die Visite kam therapeutisch fundiert, doch sprachlich wenig sattelfest rüber." (…) „Wer bis dahin noch nicht genug gelitten hatte, durfte den quälenden Ausführungen des Abteilungsvorstandes lauschen." (…) „Die urologische Station ist bekannt für stylische Harnbecher, sowie den besten Harnkatheter der Stadt." (…) „Die feine Suppe von der Erbswurst überzeugte durch eine solide Einbrenn, die ihresgleichen sucht. Küchenchefin Paula F., die mit regionalen und saisonalen Speisen die Gaumen der Patienten verwöhnt, zaubert im Hauptgang des kalorienreduzierten Schonkost-Menüs einen Pangasius auf den Teller, der nur durch das fein passierte Apfelmus aus der Großküchen-Dose getoppt wird." (…) „Der Gesamteindruck des Krankenhausaufenthaltes war durchwachsen. Das hatte man schon anderenorts besser gesehen. Um Originalität buhlend müht sich ein sichtlich überfordertes Stationsteam um die Patienten, gibt sich jedoch in der zwischenmenschlichen Interaktion uninspiriert. Der Entlassungsbrief darf jedoch durchaus als kreativ bezeichnet werden. Alles in allem: In so einer Top-Klinik darf man wohl besseres erwarten."

Endlich wissen die Patienten schon im Vorfeld, was sie zu erwarten haben. Und für die Kritiker bleibt zu hoffen, dass sie selbst niemals krank werden…

Bad Hospital

Wer das Prinzip einer „Bad Bank" verstanden hat, erkennt die Notwendigkeit eines „Bad Hospitals", das all unsere Behandlungssünden abfängt.

Ich gebe es unverhohlen zu: Das Bankwesen ist mir ein Rätsel. Ich dachte, es in der Volksschule verstanden zu haben, als wir verpflichtend ein Sparbuch führen und monatlich einen gewissen Geldbetrag einzahlen mussten, um anhand von Klebebildchen mit Tiermotiven den Sparfortschritt zu sehen. Obwohl die Zinsen damals noch durchaus ansehnlich waren, war der großartige Gewinn, von dem alle sprachen, zu Jahresende mit zweiundzwanzig Groschen doch eher enttäuschend. Aber es war immerhin logisch: Legst du Geld an, bekommst du was dafür. Dann arbeitet das Geld für dich. Willst du hingegen Geld ausborgen, so musst du in demütiger Haltung beim Geldinstitut vorsprechen und bekommst auch keine Tierbildchen. Dann arbeitest du für das Geld. Bist du nicht in der Lage, die Summe zurückzuzahlen, so wirst du gepfändet, gepfählt oder wanderst in den Schuldenturm. Auch das habe ich verstanden.

Umso staunender lasse ich mir von den Wirtschaftsredakteuren erklären, dass man, selbst wenn man völlig bankrott, keineswegs kreditwürdig und nachweislich unverlässlich ist, Geld anvertraut bekommt – und damit auch ein Haufen Kohle machen kann. Eine marode Bank gründet dazu eine „Bad Bank" und überträgt dieser die Sünden und Altlasten. Die Bank selbst wird damit wieder sauber, darf am Finanzmarkt wieder mitspielen und neue Sünden begehen. Oder so. Wie gesagt. Ganz verstanden habe ich es nicht.

In der Psychiatrie kennen wir das als dissoziative Identitätsstörung, wenn es zur Abspaltung von Persönlichkeitsanteilen kommt, die man gerne auch verdrängt. Doch während die Patienten hilfesuchend oder zwangsverpflichtet auf Psychopharmaka gesetzt werden, gehören gespaltene Banken zur gesunden Marktwirtschaft.

Im Gesundheitssystem ist die Reputation eines Krankenhauses mittlerweile ebenso von wirtschaftlichem Belang. Fallzahlen, Behandlungsfehler oder Ausbrüche unkontrollierbarer Seuchen auf den Abteilungen werden heute zur Bewertung der Qualität eines Spitals herangezogen und können auch von den Patienten im Internet abgerufen werden. Eine Klinik, die eine hohe Todesrate aufweist, kommt da eher nicht so gut rüber.

Um das Erscheinungsbild etwas zu schönen, wäre also die Schaffung eines „Bad Hospitals", also eines Abwicklungsspitals geradezu ideal. Zu diesem Parallelunternehmen werden all jene Patienten überwiesen, die nur unzulänglich heilbar, unzufrieden oder unerwartet verstorben sind. Das Krankenhaus selbst behält sich die Rosinenpatienten und kann ruhigen Gewissens nach außen eine 100%ige Heilung kommunizieren. Die Wände sind mit hübschen Qualitätssiegeln und mit den Dankesbriefen der geheilten Patienten tapeziert. Und so viele Nullen, wie vor den Komplikationsraten stehen, können im Spital gar nicht arbeiten.

Wird dem „Bad Hospital" die dauernde Erfolglosigkeit und der schlechte Ruf leid, so gründet man einfach ein „Worse Hospital", in dem die verbockten Fälle geparkt werden können.

Da soll noch einer mal sagen, Ärzte verstehen nichts von Wirtschaft.

Use it or lose it

Die medizinische Empfehlung, von vorhandenen Körperteilen auch Gebrauch zu machen, lässt sich genauso auf die Spitalsfinanzierung anwenden.

Garagengepflegt ist ein Begriff, den man vielleicht gerne im Zusammenhang mit dem Erwerb eines Gebrauchtwagens hört, für den menschlichen Körper ist diese Form der Pflege jedoch höchst kontraproduktiv. Das Gleichnis Fahrzeug-Mensch funktioniert eben nicht, auch wenn die Vorsorgemediziner gerne damit werben, dass man mit seinem geliebten Auto schließlich auch zum Service geht. Denn zum einen sind nur wenige Kilometer auf dem Tacho bekanntermaßen eher schlecht für die Gesundheit, zum anderen dürfte den meisten auch das tägliche Auftragen einer Autopolitur auf die Haut nicht allzu gut bekommen.

Der Mensch muss also raus aus der Garage, vulgo Fernsehsessel. Man muss die verschiedenen Körperteile benutzen, um deren Funktion aufrechtzuerhalten. Der Slogan „Use it or lose it" wird auch von den verschiedenen

Fachärzten herangezogen, um bei den Körperbesitzern ein entsprechendes Bewusstsein zu wecken: Muskeln müssen bewegt, Gehirne beschäftigt, ja auch die Penisse des Landes sollten in stetem Gebrauch sein, um die Sexualfunktion aufrecht zu erhalten.

Auch in den Spitälern ist diese Weisheit gelebte Praxis. Denn ist über einen längeren Zeitraum ein Krankenbett nicht belegt, also nicht ge-used, so wird die Notwendigkeit dieses Bettes bei der nächsten Umstrukturierung in Frage gestellt und gestrichen (ge-lose-d). Daher gilt es, die Patienten so gut zu behandeln, dass sie nach einiger Zeit zwar wieder genesen, jedoch nicht so gut, dass man den Eindruck hätte, sie könnten ohne stationären Aufenthalt in einem Krankenbett zurechtkommen.

Jeder zugestandene Jahresetat muss ausgeschöpft werden, sonst gibt es im Jahr darauf entsprechend weniger. Dies führt aber mitunter zum Zwang, all die Dinge, die es so gibt in einem Krankenhaus auch immer wieder einzusetzen: Da wird in dieses teure, aber nicht allzu sinnvolle Gerät, mit dem sich der Abteilungsleiter ein Denkmal setzten wollte, immer wieder ein Patient hineingeschoben, um die Sinnhaftigkeit sowohl des Denkmals als auch des Abteilungsvorstandes zu untermauern. Medikamente werden knapp vor Ablaufdatum rasch noch mal an eine betagte Schar hungriger Patienten verfüttert und Turnusärzte, die offensichtlich allzu gelangweilt in der Gegend herumsitzen und Daten in den Computer hämmern, lassen sich hervorragend auch ein paar Stunden mit erhobenem Arm als Infusionsständer ans Patientenbett stellen. Alles wird verwertet und gebraucht. Sonst ist es vielleicht bald schon futsch.

Die Motive hinter solchen Maßnahmen sind jedoch wohl eher niederer Natur. Warum kann man nicht mal sagen: Danke, wir kommen nächstes Jahr auch mit etwas weniger Geld, Betten oder denkmalgeschützten Großgeräten aus. Dann könnten alle gemeinsam um das Gesparte auf ein Eis gehen. Auch das sollte man, im Sinne von „use it or lose it" rasch verzehren, denn sonst schmilzt es.

Dr. Kasperl und das Krokodil

Oft wird geunkt, das Leben in einem Krankenhaus sei nur ein „Kasperltheater". Voilà – hier ist der Beweis.

Dass der Mikrokosmos eines Spitals den Makrokosmos der Welt widerspiegelt, darf als bekannt vorausgesetzt werden. Haben wir es nicht im ganz alltäglichen Leben mit den Archetypen von Ärzten, Schwestern, Patienten und dem bösen Krokodil zu tun?

Die Geschichten wiederholen sich Tag für Tag. Leider fehlen oft der Applaus und das Gaudium. Dafür stellt sich bei so manchem Protagonisten das Gefühl ein, von fremder Hand gesteuert zu werden.

Ein kleines Stück sei hier exemplarisch erwähnt: Der böse Zauberer hat einen Prinzen nicht nur krank gezaubert, sondern ihn auch in ein weißes, liegendes Wesen verwandelt, und seine Identität und seine Würde in eine kleine verschlossene Zaubertruhe an der Krankenhauspforte eingesperrt.

Dr. med. univ. Kasperl eilt herbei, sagt „Krawutzi Kaputzi", schlägt die Hände über dem Kopf zusammen und beginnt, auf den verzauberten Prinzen einzureden und einzustechen.

Auch Großmutter (auch sie darf in diesem Stück natürlich nicht fehlen) bekommt heute eine ganz besondere Röntgenuntersuchung. Sie freut sich schon darauf und hat dem Radiologen extra ein herrlich duftendes Stück Kuchen mitgebracht.

Auftritt Krokodil: Es sollen Einsparungen auf der Abteilung gemacht werden. Das Krokodil wird ausgebuht und muss wieder in seine Kassenhöhle zurück.

Dr. Kasperl ist verzweifelt. Doch wenn alle fest in die Hände klatschen und dreimal gemeinsam rufen: „Primar", „Primar", „Primar", erfolgt der Auftritt des Chefmediziners. Er spricht ein – etwas genuscheltes „Krawutzi Kaputzi" und blickt in ein großes Zauberbuch. Doch auch er ist ratlos.

Plötzlich großer Aufruhr im Kasperlland: Ein Bote kommt und bringt ein Schreiben, dem zu entnehmen ist, dass es sich bei dem weißen Wesen um einen Prinzen von edler Herkunft stammt. Der Patient wird sofort in ein Einbettzimmer gebracht und hermetisch vom Fußvolk abgeschirmt. Nun muss der Primar nicht extra herbeigerufen werden, sondern kommt täglich mehrmals auf Besuch. Der verzauberte Prinz bekommt zum Gaudium aller einen Schlauch in den Popo (einer der Höhepunkt der Darbietung).

Die Großmutter wartet indes bereits drei Stunden vor der Röntgenabteilung. Der Kuchen wird langsam trocken.

Ein junger weißer Ritter, der ohne Lohn am Hofe des Primars tätig sein darf, wird ins ferne Google-istan geschickt, um nach einem Mittel gegen den bösen Zauber zu suchen. Nach Tagen im Internet wird eine neue, aber teure Therapie gefunden. Der Primar gibt die Behandlung als die seine aus, der privatversicherte Prinz wird geheilt, die Großmutter ist trotz vertrocknetem Kuchen in der Hand nach zwei Wochen vor dem Röntgen verhungert und alle feiern ein Fest, bei dem das böse Krokodil nicht eingeladen ist.

Krankenhaus-Baukunst

Spitals-Architektur sollte besser sein als Spitals-Kost. Und das äußere Hui kann ein wenig über das innere Pfui hinwegtrösten.

Es gibt Bauwerke, die erkennt man schon von weitem: Volksschulen, Krankenhäuser und Kräne. (Und manche Zeitgenossen erkennen sogar Minarette, wo gar keine sind.)

Diese Bauwerke sind eindeutig und ohne Aufschrift als solche zu identifizieren. Selbst der innovativste Architekt kann sich nicht über deren Zweckgebundenheit hinwegsetzten: Kräne müssen hoch sein und besitzen in der Regel kleine Fenster an der Kabinenwand in schwindelerregender Höhe. Volksschulen sind für manche Kinder auch Schwindel-erregend (wenn man lernt, Ausreden zu finden), sie besitzen hingegen riesige Fenster, damit die Taferlklassler sehen, was ihnen draußen alles entgeht. Tafel und Schüler sollten abwaschbar sein.

Krankenhäuser haben hingegen diesen eigenen zackig-sterilen Baustil. Die modernen Spitäler sind darauf aufgebaut, dass alles gleitet, klappt und rollt. Das Glatte hat sich in der Spitalsbaukunst gegen das Verspielte durchgesetzt. Ein barockes Portal ist zwar hübsch anzusehen. Wenn die Krankenliegen jedoch an den Posaunen der Engel hängen bleiben, wird Funktionalität vor Schönheit gereiht.

Doch in einer Zeit, in der sich Krankenhäuser als Institutionen definieren, die für das Wohl der Patienten da sind und nicht mehr als Selbstzweck in der Gegend herumstehen, sollte man diesen auch ein etwas freundlicheres Design verpassen.

Heute ist etwa Transparenz modern. Glas statt Beton. Der Mensch soll wissen, was hinter den Wänden passiert. So könnte die Wartezeit in der Ambulanz durch die Betrachtung einer hinter einer Glasscheibe durchgeführten Koloskopie etwas kurzweiliger gestaltet werden.

Der Blick durch die Glasscheibe lässt Besucher auch erkennen, dass sich Ärzte im – nun transparenten – Ärztedienstzimmer nicht immer so verhalten, wie sie es von ihren Patienten immer fordern.

Zudem sollten die Abteilungen auch für ältere Patienten leicht zu identifizieren sein. So kann etwa eine statisch gewagte Nase den Eingang zur HNO-Abteilung bilden, die Nasenscheidewand trennt hier elegant Kassen- von Klassenpatienten. Wenn man eine Kardiologie im rechten Vorhof betreten und durch eine designte Aortenklappe verlassen kann, so hat dies auch eine gewisse erzieherische Wirkung für die Herzpatienten. Für die Urologie haben sich die Kollegen bereits vor einiger Zeit mit der „begehbaren Prostata" diesbezügliche Gedanken gemacht.

Da der Körper eine ganze Reihe von Öffnungen besitzt, liegt den Innenarchitekten hier eine Vielzahl möglicher Vorlagen aus der menschlichen Anatomie vor.

Bei aller Kritik an einer allzu sterilen und unpersönlichen Krankenhausatmosphäre: Mit ein bisschen gutem Willen und einigen Kübeln Farbe macht das Kranksein doppelt Spaß.

Klasse oder Kasse – Die Basisleistungen und das gewisse Extra

Neben der medizinischen Grundversorgung kann jeder Patient seinen Status ein wenig upgraden, um an die süßesten Früchte des Gesundheitssystems zu gelangen.

Die Diskussion, ob es in Österreich eine Zwei-, Drei- oder Mehrklassenmedizin gibt erübrigt sich, wenn man sich etwas näher mit der Spezies Mensch auseinandersetzt: Natürlich gibt es die.

Alle Patienten werden gleichbehandelt und einige eben etwas gleicher. Das liegt einerseits an persönlichen Kontakten. Denn wer das Glück hat, einen Arzt in der Verwandtschaft oder im Freundeskreis zu haben, der kommt natürlich früher dran oder bekommt ein ausführliches ärztliches Gespräch plus einen kleinen Schnaps dazu. Manche sorgen für die Zukunft vor und züchten sich eigene Ärzteclans, indem sie ihren Nachwuchs durch das Medizinstudium schleifen.

Sollte man sozial nicht so mit Medizinern gesegnet sein, so kann man sich auch mit etwas Bargeld Freundlichkeit erkaufen. Oder man ist ordentlich privatversichert. Die anderen müssen nehmen, was kommt, je nachdem bei welcher der gefühlten 200 Krankenversicherungen, die es in unserem großen Land gibt, sie versichert sind.

Das ist an sich nichts Ungewöhnliches, denn nicht nur im Gesundheitswesen gibt es Basisleistungen, die man mit einer Aufzahlung upgraden kann. Vielleicht gibt es sogar zu wenige Upgrade-Möglichkeiten in den Krankenhäusern. Es wäre zumindest einmal anzudenken, das Angebot entsprechend zu erweitern, um die maroden Kassen etwas aus der finanziellen Krise zu helfen.

Denn die Welt ist voll mit Aufzahlungsmöglichkeiten. Mittlerweile kann man nicht einmal in einer Tankstelle das stille Örtchen aufsuchen, ohne sich mit 50 Cent körperliche Erleichterung verschaffen zu dürfen; man fliegt in ein fernes Land, Essen, Trinken und eine eigene Sauerstoffmaske erhält man nur in der Business-Class; man kann ins Theater gehen, der Vorhang geht aber nur auf, wenn man aufzahlt. All dies sind gelebte Sparmaßnahmen, die den Unternehmen das Überleben sichern.

Und auch im Spital könnte man so die normale Basisversorgung mit einem finanziellen Obolus auf ein besseres Betreuungsniveau heben. Die Patienten dürften sich dann freiwillig und selbstbestimmt, wie sie es immer fordern, für ein Upgrade entscheiden. Was bei Zahnärzten schon etabliert ist, sich gegen Bares eine Schmerzinjektion verabreichen zu lassen, sollte sich langsam auch bei den Krankenstationen herumsprechen. Im Basispaket ist nur das Liegen im Krankenbett enthalten. Ein Heißgetränk täglich und ein Arztbesuch pro Woche sind auch inkludiert. Der Rest gilt als Sonderleistung und muss extra bezahlt werden. So werden es sich die Patienten dreimal überlegen, ob sie tatsächlich eine Leibschüssel brauchen oder ob sie sich das Geld für die Vollnarkose bei der Operation sparen wollen.

Die Marktwirtschaft ist im Krankenzimmer angelangt, das Gesundheitssystem wird rasch wieder genesen. Im Gegensatz zu den Patienten…

Monarchen auf Zeit

Über die Auswirkungen eines medizinischen Machtwechsels auf die Untertanen

Ein Wechsel in der obersten gesellschaftlichen Etage bedeutet mehr als das Austauschen von Fotografien in Klassenzimmern und Amtsstuben. Es weht auch in den unteren Etagen ein anderer Wind.

Analog bringt der Führungswechsel in einem Krankenhaus Änderungen mit sich, die nicht immer angenehm sind. Obwohl man annehmen müsste, dass Leitlinien unter Prof. Meier genauso umgesetzt werden, wie unter Prof. Huber, existieren spezielle Meier-Guidelines und Huber-Empfehlungen, die die internationalen Richtlinien zumeist entkräften.

Und ähnlich dem Präsidentenamt in Frankreich stellt auch ein Klinikvorstand einen Monarchen auf Zeit dar. Zumal dieser von den Untertanen im Krankenhaus nicht gewählt wird, sondern diesen in der

Regel von Gottes Gnaden vor die Nase gesetzt wird. Je nach Posten hat ein Abteilungsleiter nun das Amt in regelmäßigen Abständen zu verteidigen, was ein gehöriges Maß an Intrigen mit sich bringt. Oder die Bestellung erfolgt quasi auf Lebenszeit, so der Inhaber der Stelle keine goldenen Skalpelle stiehlt, Kanzlermord begeht oder ein Sympathisant von Impfgegnern ist.

Patienten bemerken in der Regel nur wenig von einem Führungswechsel, da sie die Vorstände ohnehin höchstens bei der Chefvisite zu Gesicht bekommen. Dann dürfen sie mit einem bunten Fähnchen winken und vor Erregung kollabieren, wenn der HADÄ (höchste aller denkbaren Ärzte) ihnen die Hand reicht.

Die fachliche Qualifikation des Chefs hängt zudem nicht unbedingt mit dem Therapieerfolg zusammen, behandelt wird schließlich eher von den NADÄs (den niedrigsten aller denkbaren Ärzte). Und die wechseln nicht mit den Monarchen.

Für das Personal ändert sich mit neuer Klinikleitung jedoch oft alles. Zumal diese gerne, um das neue Revier zu markieren, die Spuren des Vorgängers verwischt und völlig neue Markierungen erzeugt: Da wird etwa die Morgenbesprechung völlig umstrukturiert – gerade für ältere Kollegen, die gewohnt sind, täglich auf demselben Stuhl zu dösen, eine kaum zu bewerkstelligende Aufgabe. Da werden seit Jahrtausenden gepflegte Routinemaßnahmen, wie das stündliche Fiebermessen oder der Einlauf nach einem halben Tag Stuhlverhalt, in Frage gestellt – gerade für ältere Krankenschwestern ein Sakrileg. Und manchmal wird auch gefordert, einfach netter zu den Patienten zu sein – und das bedeutet für viele die größte Umstellung.

Speed-Visiting

Die Beschleunigung in vielen Lebensbereichen macht auch vor den früher so beschaulichen Krankenanstalten nicht halt.

Obwohl man heute die viel beschworene Langsamkeit in kostspieligen Seminaren erlernen kann, inmitten des Waldviertels, auf einem keltischen Kraftort mit angeschlossenem Wellness-Ressort, hat sich die Idee der Entschleunigung noch nicht so durchgesetzt. „Zeit ist Geld" ist nach wie vor das Credo der modernen Konsumgesellschaft.

Man setzt heute auf Speed-Dating, Power-Napping oder Quick-Banking, man möchte Wartezeiten tunlichst vermeiden und brüllt bereits „zweite Kasse, bitte!", wenn man hinter einen Kunden gerät, der nicht nur eine, sondern zwei Packungen Milch im Einkaufswagen hat. Man ist erbost, wenn die übers Internet aus Kuala Lumpur bestellte Ware nicht bereits am nächsten Morgen im Postkasten ist; man kaut ungeduldig an den Fingernägeln, um an eine Information zu gelangen, für die man zwar früher tagelang in der Bibliothek biwakieren musste, nun aber bereits mehr als drei Sekunden wartet, bis die Wikipedia-Seite endlich lädt; und wenn die eine Leber nicht mehr so funktioniert, wie man möchte, ruft man umgehend „zweite Leber, bitte!". Das Warten wird sukzessive aus dem Leben verdrängt und weniger als kontemplative Mußezeit, sondern eher als Zumutung erachtet. Man will Tempo.

Selbst Kurhäuser haben ein dichtes Programm, sodass es die Gäste nur mit Power-Unterwassergymnastik rechtzeitig zur High-Speed-Relaxing-Einheit schaffen.

Ein Chirurg, der für die Entfernung der Gallenblase doppelt so lange braucht, weil er sich einfach Zeit lässt, ist weder beim Anästhesisten, noch bei den Assistenten, auch nicht beim Pflegepersonal oder der Krankenhausverwaltung sonderlich beliebt. Auch wenn er noch so sorgfältig agiert und den Namen des heiligen Apollinaris von Ravenna in die Haut stickt, um weiter Gallensteine zu vermeiden. Bereits der Name des Kollegen am OP-Plan stellt eine Provokation für das Team dar. Schließlich kann man auch gut *und* schnell operieren. Denn ist man zeitgerecht mit der Operation fertig, kann man endlich das machen, was das Leben wirklich ausmacht: Den nächsten Patienten schnell operieren.

Visiten werden schon aus Gründen der Tradition rasch abgehandelt. Denn Patienten sollen das Gefühl haben, dass das Personal wichtigere Dinge zu tun hat, als sich mit ihnen in Smalltalk zu üben.

Man kann das aber natürlich noch steigern, indem man das „Speed-Visiting" einführt. Um einen langen Tisch sitzen Ärzte der verschiedenen Fachdisziplinen, den frisch aufgenommenen Patienten gegenüber. Gezielte Fragen sollen klären, ob die beiden zusammenpassen oder doch eine andere Subdisziplin zuständig ist. Nach 10 Sekunden ertönt ein akustisches Signal und die Patienten rücken einen Platz weiter. Finden sowohl Patient als auch Arzt, dass sie vom Krankheitsbild zueinander passen, so erfolgt die Zuweisung an die entsprechende Abteilung.

Das spart Zeit und Geld und gibt den Patienten zumindest das Gefühl einer freien Arztwahl auf Kasse.

Wieviel Spital braucht das Land?

Zusperren oder Ausbauen, das ist die Frage. Die Österreichische Gesundheitspolitik versucht, am grünen OP-Tisch Lösungen zu finden.

Sollen es nun weniger Spitäler werden oder eher mehr; mehr qualitativ hochwertige Kompetenzzentren in den Ballungsräumen oder besser doch mehrere Inkompetenz-Kliniken über das Land verteilt – die Strukturreformer zerbrechen sich die Köpfe, wie die Österreicher medizinisch am besten zu versorgen sind. Für diese Brainstorm-Phase sollen hier ein paar Ideen eingebracht werden:

Modell Zentral

Ein einziges Krankenhaus befindet sich genau in der Mitte des Landes. Für Österreich wäre das die Millionen-Metropole Bad Aussee. Dafür bietet der 80-stöckige Gebäudekomplex medizinische Lösungen für jedwede Arten von Wehwehchen.

Modell De-Zentral

Jede Marktgemeinde ab 20 Einwohnern muss über eine Klinik verfügen. Die Bettenanzahl sollte dabei der doppelten Menge der Bevölkerung entsprechen, um für eine mögliche Pandemie gerüstet zu sein.

Modell Zentral-Friedhof

Sehr praktisches Krankenhausmodell mit angeschlossenem Ruheraum.

Modell Zero

Die Krankenhaus-Ära wird beendet. Häuser, in denen kranke Menschen in unbequemen Betten liegen, um zu gesunden, gehören der Vergangenheit an. Zu teuer, zu groß, zu viel weiße Wäsche, die reingewaschen werden muss. Mit dem generellen Wegfall von Kliniken müssen jedoch alternative Einheiten entstehen:

Die Mikro-Klinik in häuslicher Umgebung

Die kleinstmögliche aller Einheiten, nach der Relation: Eine Klinik pro Einwohner. Dies kann am besten innerhalb der eigenen vier Wände bewerkstelligt werden. Die neue Bauordnung sieht vor, dass neu errichtete Wohneinheiten in Österreich über einen Extra-Klinik-Raum verfügen müssen. Wie bei einem Belegspital müssen die Ärzte in den meisten Fällen jedoch von auswärts kommen, es sei denn, es handelt sich um einen Ärztehaushalt.

Modell mobile Klinik

In diesem Fall muss der Berg zum Propheten kommen, bzw. das Krankenhaus zum Patienten. Sattelschlepper mit mobilem OP kreuzen durch das Land und nehmen behandlungswillige Kranke auf. Bei Bedarf können die mobilen Krankenhäuser am Straßenrand gestoppt werden. Allerdings dürfte sich dieses Modell bei den heutigen Benzinpreisen nicht durchsetzen.

8

Ausbildung ist noch lange keine Bildung

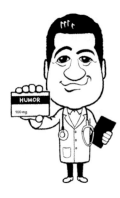

Meine Turnuszeit liegt nun schon etwas zurück und betroffen muss ich feststellen, dass in der Zwischenzeit wohl bereits ein Dutzend Generationen neuer Ärzte geboren, promoviert, habilitiert und zum amikalen Gespräch mit der Krankenkasse beordert wurden. Mittlerweile sind Menschen Klinikvorstände, die ich in meiner Zivildienstzeit als verhaltensoriginelle Kinder betreut haben könnte und wahrscheinlich auch betreut habe, wenn ich mir das originelle Verhalten der Vorstände so ansehe. So viel zu meiner Midlife-Crisis. Nun zu meiner Ausbildung.

Es war eine Zeit, in der „Grey's Anatomy" noch nicht über die Bildschirme flimmerte und wir lediglich das Anatomiebuch von Herrn Gray kannten. Eine Zeit, in der wir aufmerksam „Emergency Room" verfolgten, wir also wussten, was Dr. George Clooney im Laufe einer Nacht so alles erleben und dabei trotzdem auch noch adrett aussehen konnte. Vor allem aber war meine Generation noch durch die fröhlichen Bilder aus der Schwarzwaldklinik sozialisiert, man eiferte Herrn Professor Brinkmann nach und übte vor dem Spiegel den ultimativen Patienten-Beruhigungs-Satz: „Sie müssen jetzt stark sein", ohne zu lachen.

Damit man weiß, wer fähig ist: Drum prüfe, wer sich ewig schindet Nun ist es wieder mal soweit und der hoffnungsfrohe Nachwuchs stapft in unseren Fußstapfen. Eine Reihe junger, motivierter und ehrgeiziger Mediziner

© Springer-Verlag GmbH Deutschland, ein Teil von Springer Nature 2018
R. Tekal, *NebenWirkungen*,
https://doi.org/10.1007/978-3-662-57279-5_8

möchte sich diesem wundervollen Beruf hingeben, denn seit Generationen wird das Bild vermittelt, dass das größte Glück der Ärzte auf dem Rücken der Patienten liegt.

Die Sphinx vor dem Medizinstudium

Bevor man die heiligen Hallen der Medizin betritt, müssen die Anwärter einige knifflige Fragen beantworten.

Was waren das für goldene Zeiten des lustigen Studentenlebens. Als unsereins noch das Studium antrat, waren die Tore weit geöffnet. Jeder Hallodri und Taglöhner konnte nach nachgeschmissener dezentraler Matura einfach so Humanmedizin studieren und in den warmen Stuben der Seziersäle gratis herumlungern. So konnte es natürlich nicht weitergehen, auch wenn viele dieser Hallodris hervorragende Ärzte geworden sind.

Um die heiligen Hallen der Medizinunis zu schützen, wurde, nach griechischem Modell, eine Art Sphinx etabliert, die den Studierwilligen Fragen stellt. Im Unterschied zur Sagenfigur von Theben wird man vom MedAT allerdings nicht gefressen, wenn man beim Test versagt, sondern ausgespuckt und muss sein Glück in einer der zahlreichen neu gegründeten Medizinischen Privatuniversitäten von Einöd-Aspach oder Untermauerbach suchen.

Und während die Sphinx lediglich aus einem Pool mit einer einzigen Frage gewählt haben dürfte, da ohnehin kein Kandidat das Prüfungssetting lebend ausplaudern konnte, gilt es im Medizinaufnahmeverfahren mehr als 200 Testfragen zu beantworten.

Altbekannt ist die Überprüfung all jener wichtigen Eigenschaften, die man von einem guten Arzt erwarten darf: Die Berechnung von Prismenvolumina, das Lösen kniffliger Zahlensudokus und Buchstabenrätsel, die Drehrichtung des letzten kleinen Zahnrädchens, wenn das erste Zahnrad über einen Flaschenzug gleichsam nach oben bewegt wird und der Flaschenbesitzer Herbert heißt.

Man fand jedoch heraus, dass der Umgang mit Patienten ebenfalls zur Jobdescription gehört. Daher wurde der Test entsprechend adaptiert und statt Zahnrädchen drehen sich nun Infusionsfläschchen um bettlägerige Menschen (das ist ein Scherz).

Nun wurde der Test um den Untertest „Emotionen erkennen" erweitert (das ist kein Scherz). Gemeinsam mit dem Untertest „soziales Entscheiden" werden diese sozial-emotionalen Kompetenzen eine Gewichtung von 10

Prozent im Auswahlverfahren ausmachen. Ich finde, das ist auch ausreichend und mehr an Emotion für einen guten Arzt nur unnötiger Ballast.

Insgesamt hat man übrigens für die Emotionserkennung 15 Minuten Zeit, um 10 Aufgaben zu lösen. Eine gute Vorbereitung also, um auch später in der Ambulanz die emotionale Situation eines Patienten nach 1,5 Minuten erfasst zu haben und ihn wieder hinauszukomplimentieren. Der Untertest „Patienten hinauskomplimentieren" wird voraussichtlich im kommenden Jahr im MedAT aufgenommen und soll die restlichen 90 Prozent der Eignung ausmachen.

Viele der heute in der Praxis stehenden Kollegen zeigen sich erleichtert, dass ihnen diese Hürde damals nicht im Weg stand. Und begrüßen ehrfurchtsvoll all jene jungen Ärzte in den heiligen Hallen der Medizin, die verwundert darüber sind, dass sich ein Patient nicht in eine reguläre Pyramide einschreiben lässt.

Jungärzte an die Leine

Lehrjahre sind keine Herrenjahre. Das ist auch den angehenden Jungmedizinern klar. Aber ein wenig mehr als ein Frondienst sollte es doch sein.

Der zurzeit vorherrschende Groll des Nachwuchses ist verständlich. Denn spätestens nach dem zweiten Ausbildungsjahr beherrschen es die meisten, einen erhobenen Blutwert in das richtige Kästchen einzutragen. Und damit endet in der Regel auch der Fortbildungsauftrag eines Lehrspitals.

Könnte man sich vorstellen, dass ein auszubildender Dachdecker nie ein Dach betritt? Er darf die Dachziegel bestellen, sie auf das Dach hinaufbringen und kurz einen Blick durch die Luke werfen. Nach abgeschlossener Lehre muss er zum ersten Mal alleine am First balancieren. Auch ein Bäckergesell, der zwar den Teig kneten und das Mehl wegkehren darf, in seiner gesamten Ausbildungszeit jedoch nie einen Striezel geflochten hat, sollte den Kunden suspekt sein.

In der Medizin hat diese Vorgehensweise seit Jahrzehnten Tradition. Dies hat mehrere Gründe: Zum einen braucht man williges Fußvolk, das den älteren Kollegen nicht nur huldigt, sondern ihnen auch die schweren Befunde hinterherträgt. Zum anderen stellt sich immer die Frage, wann man das erste Mal einen medizinischen Jungterrier von der Leine und auf einen Patienten lassen soll. Denn dies ist heikel und stellt für die Ausbildner naturgemäß einen gehörigen Zeitaufwand dar.

Auch wenn die verkorksten Strukturen dafür verantwortlich gemacht werden, dass die Jungen nichts lernen, im Endeffekt liegt es ausschließlich am Willen des ausbildenden Arztes. Denn einen Turnusarzt kurz mal ins Endoskop hineinschauen zu lassen („…aber nix angreifen!") oder eine Geburt leiten zu lassen („…wenn Du brav bist und nix angreifst, darfst Du auch die Nabelschnur durchbeißen") ist das Eine. Den Jungen das Handwerk beizubringen das Andere.

Vielleicht ist es eine tief liegende Angst der älteren Kollegen, dass ihnen die Jüngeren den Rang ablaufen. Vielleicht auch die Angst, dass eine Spirometrie, eine Punktion oder die Entfernung eines Lipoms doch nicht so viel Geschick, Erfahrung und medizinisches Gespür brauchen, wie man glauben möchte, wenn man es selber noch nicht probiert hat.

Wenn wir auch unseren Patienten, den „medizinischen Laien", glaubhaft verklickern können, dass das Wissen vom Körper so unendlich komplex, das Heilen so übermenschlich, der Arzt so unentbehrlich ist, sollten wir zumindest beim Nachwuchs diesen Nimbus ablegen. Früher oder später erfahren sie es ja doch, dass selbst der Universitätsprofessor nur mit Wasser kocht, nicht jedoch über das Wasser gehen kann, und nur mit einem Skalpell schneidet, nicht jedoch durch die Jahrtausende lange Erfahrung die Patienten mit bloßen Händen operiert. Dann sind wir vielleicht nicht mehr Halbgötter, aber zumindest Halblehrer in Weiß.

Angelangt im dritten Jahrtausend

Neue Weltbilder drängen sich in die Medizin. Eine Vorstellung, die vielen älteren Kollegen so gar nicht behagt.

Viele Dinge, die sich in den letzten Jahrhunderten entwickelt haben, sind für unsere tagtägliche medizinische Arbeit nach wie vor von Relevanz: Nach wie vor wird Blutdruck gemessen, in der modernen Maßeinheit Millimeter Quecksilbersäule, nach wie vor sorgen Einläufe für wohliges Schauern bei allen daran Beteiligten.

Zwar gibt es heutzutage moderne Geräte und ausgefeilte, bis ins letzte Gen durchdachte gezielte Behandlungen, doch deren Effektivität lesen wir nach wie vor an unserer Quecksilbersäulen-Einheit ab und therapiebegleitende Einläufe schaden auch heute nicht.

Viele ältere Kollegen wehren sich daher gegen moderne Strömungen, die sich dem klassischen Dosis-Wirkungsprinzip und vor allem der Rolle des patriarchalischen Arztes widersetzten, denn was bisher so gut geklappt hat, das soll der Mensch nicht lösen.

So kommt es immer wieder zu Konflikten mit jüngeren Revoluzzern, die etwas unkonventioneller denken, die Sinnhaftigkeit bestimmter Medikamente in Frage stellen, Patienten mitunter auch mal berühren oder sie gar als gleichwertig erachten. All das stellt eine offene Kampfansage dar.

Und die etablierten Mediziner sitzen nun mal am längeren Hebel. Sie haben meist die reservierten Parkplätze am Krankenhausareal, sie werden öfter auf die wirklich geilen Events eingeladen, sie dürfen meist nachts im Dienst schlafen und bekommen dafür auch noch weitaus mehr Geld als der nicht schlafende Jungarzt an der Bettenfront.

Zwar sind die Jungen beim Wettpinkeln gegen die prostatageplagten älteren Kollegen klar im Vorteil, doch dies ist keine Disziplin, der heutzutage ein hoher sozialer Stellenwert eingeräumt wird.

Dabei könnten die Generationen so wunderbar profitieren von einander. Denn auch wenn die Jugend bei weitem nicht auf so viele unfallfreie Kilometer im Operationssaal verweisen kann, so verfügt sie doch über ein gehöriges Maß an Sensibilität für das, was Patienten im 21. Jahrhundert wollen.

Die Zahl der Jungärzte, die über exotische Zusatzausbildungen verfügen, steigt ständig. Kaum ein Orthopäde, der sich heute ohne Kenntnisse in manueller Medizin oder Osteopathie in die Praxis wagt; Gynäkologen, die bei den Entbindungen mit homöopathischen Kugerln jonglieren; Zahnärzte, die Hypnose und „sanftes Zähneziehen mit anschließender Ausleitung" anbieten; Pathologen, die mit einem Diplom in psychosomatischer Gesprächsführung mit ihren Patienten posthum konferieren; und der Facharzt für Labormedizin hat zumindest eine Schulung in „gendergerechter Blutabnahme".

Wenn man das alles noch mit der Erfahrung der älteren Kollegen kombinieren kann, dann käme dies dem Bild eines perfekten Arztes schon verdammt nahe. Aber wer will schon perfekt sein…

Auswanderungsland Österreich

„Österreichischer Kabarettist holt zum Gegenschlag aus" – titelte man in einem deutschen Medium. Hier der Grund für die Aufregung:

Unsere Jungmediziner werden aggressiv vom Ausland abgeworben. Das können wir nicht auf uns sitzen lassen.

Nachdem man uns vor 20 Jahren noch versicherte, dass man als angehender Mediziner höchstens einen Ausbildungsplatz im Taxigewerbe bekommen würde, so sieht die Welt im 2011 doch ein wenig anders aus. (Für viele kommt diese Entwicklung leider, nach jahrelanger gesundheitsschädigender Duftbaum-Exposition, zu spät.)

Heute treten die Kliniken sogar aktiv an die jungen Kollegen heran. Aus dem feindlichen Ausland wird nach unserem hoffnungsvollen Nachwuchs gefischt. Da werden in ganzseitigen Inseraten die Vorteile einer Klinik im Schwarzwald angepriesen, eine Facharztstelle, ein Assistenzarztposten oder gar ein Primariat können hier nach Beendigung des Studiums mit sofortiger Wirkung angetreten werden. Professor Brinkmann und Co. erwarten die Österreichischen Mediziner mit offenen Armen, um sie mit Attributen, wie „schöne Umgebung" oder „junges dynamisches Team" anzulocken. Sogar das österreichische Essen kann auf Wunsch nachgeliefert werden.

Auch der hohe Norden buhlt um die Gunst der Jungärzte: „Wollten Sie schon immer Wickie und die starken Männer behandeln?". Doch einen lappländischen Dialekt zu erlernen und 6 Monate im Jahr im Dunkeln zu sitzen, ist nicht jedermanns Sache.

Das Problem: Eine Abwanderung in größerem Stil könnte mittelfristig zu einem Engpass in der medizinischen Versorgungsstruktur führen. Daher ist es jetzt an der Zeit, etwas Heimatwerbung zu machen. Selbst die unattraktiven Berufsaussichten und langen Reihungslisten in der Bundeshauptstadt kann man mit pfiffigen Slogans relativieren: „Wiener Krankenanstalten-Verbund. So schön kann Warten sein". Auch das bekannt gute Klima der Universitätsklinik lässt sich bewerben: „Suchst Du nach einer strengen Erziehung? Ruf-mich-an!"

In Anbetracht der prekären Situation sind auch provokantere Mittel erlaubt: „Lieber Schnitzel-Doktor als Eisbein-Quacksalber", oder „Jungarzt, bleib bei deiner Herd'n, oder willst Du Piefke werden?".

Letztlich kann man auch den Gegenangriff starten und die nördlichen Nachbarn ins Land holen. Die Kollegen sind schließlich auch Krankenhäusern in den ländlichen Gefilden der Alpen nicht abgeneigt: „Arbeiten, wo Du immer schon saufen warst!". „Steht's in Dresden nicht zum Besten, sei nicht bösi, werd' ein Ösi!" Wer kann bei derart genial gereimter Reklame schon widerstehen?

Man könnte, statt zu werben, auch die Rahmenbedingungen für die Jungärzte attraktiver machen. Aber so einfach darf man es sich nicht machen…

9

Was wir aus Studien sicher nicht lernen können

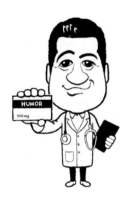

Wenn sich die Orthopäden mit Stemmeisen und Bohrmaschine an ein verschlissenes Hüftgelenk ranmachen, Schönheitschirurgen mit dem Geschick eines Schneiders hübsche Muster in die Haut sticken und Proktologen mit der Abgebrühtheit eines Kanalräumers die „Dritte Mann-Tour" von der Hinterseite beschreiten, sieht das mehr nach routiniertem Handwerk denn nach fundierter Wissenschaft aus.

Doch all die medizinischen Tätigkeiten sind geprüft, randomisiert und doppelblind verkostet. Für die Patientenzielgruppe nicht erkennbar, da im Hintergrund ablaufend, stellen aufwändige Studien die Basis dessen dar, was in den Ordinationen des Landes praktiziert wird. Wir machen keine Ohrspülung, sondern eine evidenzbasierte leitlinienkonforme Ohrspülung, um das Schmalz zu entfernen.

In den Nebenwirkungen habe ich daher ein paar Vorschläge präsentiert, die helfen sollen, die Wissenschaftler und ihre Publikationen aus dem Schatten trister Laboratorien in das wohlverdiente Licht des öffentlichen Interesses zu bringen.

© Springer-Verlag GmbH Deutschland, ein Teil von Springer Nature 2018
R. Tekal, *NebenWirkungen*,
https://doi.org/10.1007/978-3-662-57279-5_9

„Der Patienten-Freund" und Co.

Ansprechende Titel hochkarätiger Fachjournale sollen für mehr Zuspruch bei den Ärzten sorgen.

Die Zeitschriftenlandschaft ist schier unüberschaubar groß. Neben der ÄrzteWoche gibt es unzählige Gazetten, die sich an die Mediziner wenden. Doch deren Namen zeugen nur von geringer kreativer Energie. Gerade bei den hochseriösen Fachmagazinen scheint es einen Wettbewerb in Phantasielosigkeit zu geben.

Viel trockener als „The Journal of Oncology" geht ja wohl kaum. Außer vielleicht „The Journal of Clinical Oncology" oder gar „The Very Boring Journal of Clinical Oncology for Very Boring Clinical Oncologists".

Dabei sind Mediziner doch auch nur Menschen, die auf prickelnde Reizwörter reagieren, wie der Pawlowsche Hund auf das Glöckchen. Und wenn man sich die mediale Landschaft ansieht, so gibt es für jedes Interesse genau das richtige Magazin mit dem passenden Glöckchen:

Für Freunde des gut platzierten Schusses in der freien Natur finden sich etwa „Der Jagdfreund", „Lauf, Hase, lauf" oder „Der Jäger aus Kurpfalz" im Regal. Computer-Freaks dürfen sich über „Mein Laufwerk und ich", „Mein Scheiß-Laufwerk und ich" oder auch „An Apple a Day…" erfreuen. Unüberschaubar auch die Zahl an Wohnungszeitschriften: „My Home is my Basel" (für mit Schweizer Franzen fremdfinanzierte Häuser), „Wohnen im Grünen", „Wohnen im Grauen" oder „Schöner Wohnen in hässlichen Immobilien". Auch die Gesundheitsmagazine zeigen bereits im Titel, was sie zu bieten haben: „Well & Ness", „Diät & Ich" oder „Das große Anorexie-Journal" sprechen ihre ganz individuellen Leserkreise an.

Nun sollten sich auch die medizinischen Fachzeitschriften einiges überlegen: Internisten abonnieren das Diabetes-Magazin „Sugar-Baby", „Liver & More" oder die Endoskopie-Zeitschrift „Beautiful Places". Für forschungsaffine Mediziner oder Ärzte mit Drang zu einem Professorentitel sind die Magazine „Impact-Geil", „Useless Studies" und „Karriere durch Plagiat" zu empfehlen. Chirurgen blättern in der neuen „Schneidewut", im „Cut it" oder „Die schönsten Schnittmuster".

„Hammerfuß und Sichelzehe" wird bald zum führenden Orthopäden-Journal. Ebenso, wie die Zeitschrift für den Hüft-Liebhaber „Hip and Cool". Die Praktiker greifen zum „Outburned", auch „Der Patienten-Freund" und „Ordinationen im Landarzt-Stil" sind sehr beliebt. Vor allem das Anzeigenmagazin zur Vermittlung arbeitsloser Mediziner „Doc4Sale" erfreut sich großer Beliebtheit. Auch Ärzte erfreuen sich an einer originellen Verpackung.

Tipps zur Gewinnung von Lesern

© Tim Jost

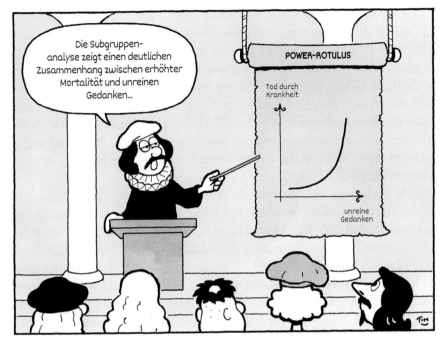

Kongress von anno dazumal

Studien verschönern unser medizinisches Dasein. Auf den ersten Blick lässt sich jedoch nur selten erkennen, was genau mit einer Untersuchung bezweckt wurde. Daher einige Tipps, wie die Impact-geschwängerten Elaborate lesegerechter zu gestalten wären.

Wer nicht nur ärztlich tätig sein will, sondern auch kreatives Gestalten in seinem Stundenplan haben möchte, der publiziert. Möglichst in einem internationalen Journal (von den österreichischen Zeitgenossen auch „Dschörnal" genannt) und tunlichst weit vorne in der Reihung der Autoren.

Doch auch in diesem seriösen Sektor bedarf es einer gewissen Werbewirksamkeit des Produktes, um aufzufallen. Sonst landet man mit einem mageren Viertel Impact-Punkt in den unendlichen Weiten der Unbedeutsamkeit. So seriös auch die Untersuchung zur „Reinigung und Pflege des Objektträgers bei Zervikalabstrichen unter besonderer Berücksichtigung klimatologischer Veränderungen im Eprouvetten-Kammerl" sein mag: Das lockt keinen Besucher in die Abstract-Präsentation der Gynäkologentagung.

Sehr beliebt und fast schon ein „must-have", um als Landmarkstudie in die Geschichte einzugehen, sind Akronyme. Die Anfangsbuchstaben in der wohlfeil gewählten Überschrift werden dabei zu einem sinngebenden und unverkennbaren Schlagwort zusammengefügt. Eine „POWER" Studie oder die „SUPERSTAR"-Evaluation klingen nun mal nach Inhalten, die es wert sind, zitiert zu werden. Allerdings schießt dieser modische Studientrend immer öfter übers Ziel. Denn nicht alle Studien, die „SENSATION" heißen verdienen es auch, so bezeichnet zu werden. Oft ist die Enttäuschung des Lesenden groß, wenn in der tollen Verpackung ein altbackenes Studienbrot zu finden ist.

Auch der an sich schöne Brauch, tatsächlich nur die Anfangsbuchstaben für das Akronym zu verwenden, hat in letzter Zeit aufgrund mangelnder Kreativität aufgehört. War früher klar, was so untersucht wurde – wenn auch mit Grammatikfehlern – wie „Less urine like usual" (LULU) oder „Frequent Adipositas in Teenagers" (FAT), so sind die heutigen Studiennamen als Akronyme mehr als armselig geraten: „Diet for elderly People in a Prospective Evaluation by Randomized Trial" (DEPPERT) geht ja noch aber: „Hospital qUality in Medicine and aBnorm Use of Golf during working time" (HUMBUG) ist mehr als holprig.

Dabei wäre eine erfrischende Ehrlichkeit hinsichtlich des Studienzweckes eine nette Geste für die vielbeschäftigte Leserschaft. Die „Damit vaporisieren wir die Konkurrenz"-Studie, die „Ich brauch noch ein paar Punkte zur Habilitation"- Untersuchung, die eher resignierte „Was sollen wir denn sonst den ganzen Tag machen, als Erythrozyten zählen"-Study Group, die „Sinnlos aber geil" – Untersuchung oder auch die „Eigene Daten hab ich leider nicht"-Metaanalyse. So kann man die dadurch beim Sichten der Abstracts gewonnene Zeit nutzen, um selber eine Studie zu publizieren.

Wenn die Wirkung vor der Ursache kommt

In der Medizin werden kausale Zusammenhänge oftmals überschätzt.

Bereits von Kindheit an ist uns das Prinzip von Ursache und Wirkung vertraut: Ein Auslöser führt zu einem Ergebnis, das Folge des Auslösers ist: Wir lächeln und blicken in ein Gesicht, das dadurch auch zu lächeln beginnt, wir werfen die Schüssel mit Brei in das lächelnde Gesicht und es hört auf zu lächeln. Die Dinge folgen klaren Gesetzmäßigkeiten. Auch wenn wir aufgrund eines Banküberfalls von einem Richter abgestraft werden, so geht das nicht in umgekehrter Reihenfolge. Man kann nicht vereinbaren, zuerst die Strafe abzusitzen, um danach einen Freibrief für den Überfall zu haben. Zuerst muss der Stein ins Fenster fliegen, dann erst geht die Scheibe zu Bruch, die Flasche Tequila muss geleert werden, bevor man sich lallend am Tresen übergibt. Das sind Naturgesetze.

Seit sich die Menschheit zunehmende mit der Quantenphysik auseinandersetzt, scheinen diese Naturgesetze jedoch nicht mehr zu gelten. Da ist von Lichtteilchen die Rede, dass Ursache und Wirkung auch in zeitlich umgekehrter Reihenfolge oder gar gleichzeitig existieren können. Ich kann mich also auch übergeben, *bevor* ich die Flasche Tequila geleert habe. Das ist ähnlich verwirrend wie die philosophische Fragestellung, ob denn zuerst die Henne oder das Ei da war. Hier helfen logische oder bio-logische Erklärungen nicht weiter. Einzig die Religion gibt Antwort darauf, indem sie Henne und Ei als „Zweifaltigkeit" definiert.

Auch in der Medizin kann man Kausalitäten lediglich vermuten. Eine Garantie dafür gibt es nicht. Machen die Keime, die man in einem Abstrich findet, tatsächlich krank oder sind sie einfach zufällig da? Ist ein unglücklicher Mensch anfälliger für Schmerzen aller Art, oder machen Schmerzen aller Art unglücklich? Wurde ein Patient durch eine Behandlung tatsächlich gesund oder trotz dieser Behandlung?

Wenn Kinder sich unwohl fühlen, werden von Elternseite gerne jene Dinge ins Rennen geführt, die rein zufällig auch aus erziehungstechnischen Gründen problematisch sind: Kopfschmerzen sind natürlich auf den Dauergebrauch des Smartphones zurückzuführen, der Knochenbruch auf das verschobene Süßigkeiten/Ballaststoffvollwertkost-Verhältnis und die schlimme Erkältung auf die Weigerung, das Zimmer aufzuräumen.

Auch in der Medizin haben wir erklärte Lieblingsfeinde: Es sind die Zigaretten, die uns früher oder später eine COPD bescheren, der Alkohol, der die Leber ruiniert, ungesundes Essen, das unsere Gefäße verstopft und die Weigerung, das Zimmer aufzuräumen, das nicht nur Folge, sondern vielleicht sogar Ursache eines Aufmerksamkeitsdefizit-Syndroms sein könnte.

Dennoch beobachten wir immer wieder, dass manche Patienten alleine dadurch schmerzfrei werden, wenn man ihnen eine Spritze mit einem Schmerzmittel in Aussicht stellt. So kann uns die Quantenphysik also helfen, die Kosten im Gesundheitssystem dramatisch zu senken.

Der Bock als Gärtner

Die Nominierung Donald Trumps für den Friedensnobelpreis lässt mich auf den unkomplizierten Erwerb des Medizinnobelpreises hoffen.

Der Friedensnobelpreis, den Alfred Nobel einst über die Erfindung des Dynamits gesponsert hat, sollte bekanntlich all jenen verliehen werden, die dieses Dynamit nicht verwenden. Man denkt dabei an Henry Dunant, Bertha von Suttner, Mutter Teresa oder auch an Mahatma Gandhi, der den Nobelpreis jedoch nie erhalten hat, wahrscheinlich weil er zu aggressiv gehungert hat.

Nun wurde verdienter Weise Donald Trump nominiert. Übrigens zum dritten Mal. Genau jener Donald, der unter @realDonaldTrump twittert, dass der Atomknopf auf seinem Schreibtisch im Vergleich zum Knopf seines nordkoreanischen Widersachers nicht nur schöner, sondern auch größer sei, und der mit glänzenden Augen die „Mutter aller Bomben" auf Afghanistan wirft, weil es so „awesome" ist. Immerhin sind zeitgleich auch die pazifistischen kurdischen Peschmerga vorgeschlagen, vermutlich weil diese Armee weit weniger gewaltbereit ist als der Brutal-Faster Gandhi.

Vielleicht ist dem Gedanken, dass man mächtigen Menschen mit dieser Auszeichnung zu vermehrt friedfertigem Handeln verhelfen kann, etwas abzugewinnen.

Zudem möchte natürlich auch das schwedische Karolinska Institut in die Schlagzeilen kommen. Denn ein nominierter kongolesischer Menschenrechtsaktivist bekommt weitaus weniger mediale Aufmerksamkeit, als wenn man den Bock Trump zum Gärtner des Friedens macht. Das hat etwas von „Mann beißt Hund"-Geschichte.

Meine Hoffnung ist, dass man es möglicherweise auch mit dem Medizinnobelpreis nicht ganz so genau nimmt. Noch ist es überaus aufwändig, in den Kreis der Nominierten zu kommen. Man muss viele Jahre forschen, lange im Labor stehen, Unmengen von Daten manipulieren und persönliche Kontakte zu Personen forcieren, die dem Nobel-Komitee nahestehen (Stockholm-Syndrom). Im Endeffekt bekommt die Öffentlichkeit dann einen Preisträger präsentiert, der meistens männlich ist und einen Ionenkanal entdeckt hat, der den Endkunden keinen unmittelbar sichtbaren Vorteil im Leben verschafft.

Würde man mich auszeichnen für die Erkenntnis, dass viele Patienten gerade dann genesen, wenn sie ihre Medikamente gar nicht einnehmen, so hätte das weitaus mehr mediale Sprenggraft. Die preisverdächtige Beobachtungsstudie hätte unmittelbare Konsequenzen auf die medizinische Praxis. Da man damit dem Gesundheitssystem enorme Kosten erspart, stünde mir zeitgleich auch der Wirtschaftsnobelpreis zu. Und auch in den Kategorien Physik und Chemie müsste ich ausgezeichnet werden, schließlich verschaffe ich den Naturwissenschaftlern in den Pharma-Labors mit der Reduzierung der Medikamentenlast eine ganze Reihe freier Tage. Wenn ich es dann noch schaffe, die Studie in Reimform zu gießen („The patient is blowing in the wind"), ist mir auch der Literaturnobelpreis sicher.

Sankt Harvard

Soll jede dahergelaufene Kleinstadt eine Uniklinik betreiben dürfen?

Früher war alles noch überschaubar. Man studierte hierzulande in Wien, Graz oder Innsbruck, abhängig vom Wohnsitz und des Schweregrades der Pathologieprüfung. Wer sich für Medizin interessierte oder seinen sozialen Status anheben wollte und dazu viel Tagesfreizeit mitbrachte, konnte an einer der drei medizinischen Fakultäten immatrikulieren. Nach sechs Jahren (umgerechnet rund 20 Semester) bekam man eine lateinische Urkunde überreicht, die einen als „Doktor der gesamten Heilkunde" auswies. Diese berechtigte damals dazu, ein paar Jahre Taxi zu fahren oder gratis an einer Universitätsklinik als Gastarzt arbeiten zu dürfen. Wie gesagt, alles überschaubar.

Nun haben die altehrwürdigen medizinischen Universitäten ernsthafte Konkurrenz bekommen. Immer mehr Privatuniversitäten locken die Studenten mit kundenorientierter Ausbildung, besseren Chancen am Arbeitsmarkt und gratis iPhone-Hülle bei Inskription. Die Ausbildungshoheit ist damit beim Teufel, und wer seine Hoheit verliert, wird ungehalten: Kann denn jede Landeshauptstadt mit mehr als drei Einwohnern ein Universitätsklinikum gründen? Sollen die daraus hervorgehenden Akademiker nicht den Zusatz Dr.med.light., Dr.med.lulu. oder Dr.med.zweitrangig. tragen? Und darf nicht nur Harvard und Wien, sondern plötzlich auch St. Pölten eine Lehrmeinung vertreten?

Man kennt sich ohnehin schon lange nicht mehr aus. Musste man früher nur klarstellen, dass nicht alle Magister automatisch Apotheker sind, sondern Absolventen einer Universität, so hat man heute vor lauter Master den

Überblick verloren. Manchmal findet sich sogar neben einem Univ.-Prof. Dr.med.Mag.phil.Dr.rer.soc.oec. ein MSc hinter dem Namen. Also was jetzt?

Mit der Vielzahl der Ausbildungsstellen, die nach ein paar Wochenendkursen an ihre Studenten den Titel „Master of the Universe" verhökern, tritt die klassische Uni immer mehr in den Hintergrund, zumal man international mit einem Master mehr anzufangen weiß als mit einem Magister.

Die Universitäten erinnern wehmütig an die gerammelt vollen Hörsäle, die langen Wartelisten auf einen Platz vor dem Mikroskop und die unmotivierten Vortragenden, die den akademischen Geist ausgemacht haben.

Die neuen medizinischen Kaderschmieden sollen hingegen auch auf Regionalität und die zukünftige Klientel setzen, erwähnen möchte ich hier exemplarisch die „Schilcher-Klinik" in der Steiermark oder die „Gucci-Medical-School" in St. Anton.

Vielleicht ist das aber wirklich auch die Zukunft. Wird in einem Ort im nördlichen Weinviertel ein Arzt benötigt, so erfolgt die Ausbildung vor Ort (regional) und über nur ein Semester (saisonal). Sucht etwa der knapp vor der Pensionierung stehende Landarzt Hans-Jörg Schoitlmoser einen Nachfolger, so darf er bis zu drei Studenten in der Schoitlmoser-Universitäts-Ordi ausbilden. Einer davon muss aber aus Deutschland kommen, um die EU-Quote zu erfüllen. Dort mag zwar das Studentenleben etwas eintönig sein, praxisrelevanter ist die Ausbildung zum Dr.med.schoitl. aber allemal!

10

Schlachtfeld Komplementärmedizin

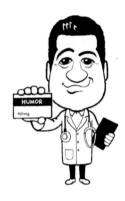

Vor 30 Jahren stand die Komplementärmedizin wie wir sie heute kennen noch in den Kinderschuhen. Zwar haben sich Homöopathie und Akupunktur schon einen Namen gemacht, doch die ganze Fernost-Wellness-Bewegung mit traditionell europäischen heißen Graukäse-Ganzkörper-Anwendungen ist eine recht junge Errungenschaft.

Nun besitzt jedes Kurhaus, das etwas auf sich hält, ein Feng-Shui-gestyltes Entree, eine Buddha-Statue (schadet nie), die berühmten fünf Elemente auf der Tageskarte (Salz, Pfeffer, Senf, Ketchup und Maggi) und einen zumindest chinesisch aussehenden Fitnesstrainer, der mit den betagten Kurgästen schattenboxt.

Bemerkenswert ist die Ignoranz, mit der die Vertreter der naturwissenschaftlich orientierten Medizin den komplementären Methoden gegenüberstehen, nach dem Motto: „Was Sie zusätzlich zu meinen Tabletten schlucken, ist mir egal!" Dabei schwören viele Patienten auf die Wirkungen und vielfach gleich auch der Schulmedizin ab. Das kränkt die Ärzte ins tiefste Mark und sie sind beleidigt wie ein betrogener Partner, dessen bessere Hälfte in fremden Gefilden gegrast hat. So bleibt einem nur, den nebenbuhlenden Scharlatanen die Krätze an den Hintern zu wünschen, was zwar schlecht fürs eigene Karma ist, man jedoch ohnehin nicht an so etwas wie Karma glaubt (und das Amulett um unseren Hals davor ohnehin schützt). Die Glaubenskriege zwischen Impfkritikern und -befürwortern

© Springer-Verlag GmbH Deutschland, ein Teil von Springer Nature 2018
R. Tekal, *NebenWirkungen*,
https://doi.org/10.1007/978-3-662-57279-5_10

sind legendär und ziehen bei ihren medial ausgefochtenen Schaukämpfen viele Schaulustige an.

Wie auch immer man zu der ganzen Sache stehen mag: Es gibt wohl mehr zwischen Himmel und Operationssaal, als wir uns vorstellen können.

Akupunktur-Nadel im Heuhaufen

Auch wenn man nicht viel Ahnung von der Traditionell Chinesischen Medizin hat: Man kann ja zumindest so tun. Und so nehmen viele Institutionen im Gesundheitswesen zunehmend fernöstlich wirkende Dinge ins Repertoire.

Ein lieber Kollege von mir, der mit Akupunkturnadeln umzugehen versteht wie Lobbyisten mit Schmiergeldern, sorgt unermüdlich dafür, dass die östliche Medizin in Österreich ihren verdienten Stellenwert bekommt. Dieser Mann steckt Nadeln in Körperteile, von denen wir nicht einmal wussten, dass wir sie haben. Das macht nicht nur Patienten und Ärzte neugierig, sondern auch wirtschaftlich denkende Betriebe aus der Gesundheitsbranche, wo fast schon eine kleine Goldgräberstimmung aufkommt.

So ist der Ferne Osten durchaus en vogue. Absolut hip zurzeit: Die Traditionell Chinesische Medizin, kurz TCM. Kaum eine Privatversicherung, die ihre Werbespots nicht mit – für die Marketingabteilungen durchaus chinesisch klingenden – Melodien aus der Restaurant-Beriesel-Sparte hinterlegt, kein Wellness-Ressort (ehem. Kuranstalt), das nicht mindestens eine Buddha-Statue im Foyer, ein gesticktes Yin-Yang-Emblem am Frotteebademantel oder ein Ming-Plätscherbrunnen-Imitat an der Rezeption sein Eigen nennt.

Alles, was irgendwie traditionell aussieht, findet sich im hiesigen Gesundheitsbereich wieder. Fernost ist Fernost und China, Tibet oder Japan sind ja nahezu ident. Irgendwie.

Diesem Trend wollen sich natürlich viele moderne Krankenanstalten nicht ganz verschließen. Auch wenn man keine Ahnung von der Materie hat. Es genügt schon, ein paar Gegenstände anzuschaffen, ein paar Sachen umbenennen.

So wird man von der Spitalsküche ein „Traditionell Chinesisches Mittagsmenü", inklusive Pflaumenwein aufgetischt bekommen, auf der Psychiatrie kann man sich seinen „Thai-Wahn" behandeln lassen und am Eingang zur Pathologie steht „Platz des Himmlischen Friedens". Die

„5 Elemente der Oberschwester" bestehen aus Blasentee, Badewasser, Seifenlauge, Kaffee für die Patienten und Kaffee für die Schwestern.

Das Schweigen des Oberarztes bei der Visite heißt ab nun „Meditation" und im Labor kommt das Blut in die „Zen"-trifuge. Fernost trifft auf hiesige Spitalskultur, kurz gesagt: Running Sushi meets Leberkäse.

Medizinische Rituale

Selbst in der modernen Medizin werden uralte Rituale und Stammesbräuche nach wie vor gepflegt.

Die Naturwissenschaft, so sollte man meinen, ist gegen profane Riten, Aberglauben und traditionelle Folklore immun. Stammen diese uralten Gebräuche doch aus einer Zeit, in der Krankheiten göttliche (und keine ärztliche) Fügungen darstellten; aus einer Zeit, in der Priester medizinische Dienste verrichteten; aus einer Zeit, in der Schamanen die Krankenscheine einsammelten. Obwohl sich die etablierte Medizin über all die alten und sicherlich nicht evidenzbasierten Rituale echauffiert, ist sie gerammelt voll davon. Man muss nur mit offenen Augen durch den ärztlichen Alltag wandern und das Offensichtliche wahrnehmen. Denn die Rituale liegen oft im Detail:

So ist etwa die Desinfektion der Haut vor dem Einstich der heilbringenden Spritze mit einem kleinen Alkoholtupfer mittlerweile zu einer zwar kleinen, aber durchaus nett gemeinten Übersprungshandlung geworden. Eindringwütige Keime lachen sich einen Ast, wenn sie wenige Sekunden vor der Injektion ein wenig befeuchtet werden und die Nadel zudem noch ein paar Zentimeter weiter oben in das Patientenfleisch hineingerammt wird. Dennoch huldigt man dieser Form der sakralen Vorbereitung der Einstichstelle.

Auch die Visite selbst ist gelebte Tradition. Die gebotene Show steht in keinem Zusammenhang zur Effektivität der verordneten Arzneien. Da wird oft mit allen erdenklichen Mitteln über die Ahnungslosigkeit zum gebotenen Krankheitsbild hinweggetäuscht. Und wenn die Gruppe der weiß gekleideten Huldiger den Klinikchef lobpreisen und die Verordnung der Therapie mit einem salbungsvollen „Amen!" erwidern, so wird der Besuch am Krankenbett zum religiös angehauchten Ritus.

Auch Handlungen, die durchgeführt werden, weil das „schon immer so gemacht" wurde und die „noch niemandem geschadet" haben, zählen zu den medizinischen Ritualen. Obwohl kaum jemand die Notwendigkeit des Kontrollröntgens nach einem gemeinen Schnupfen begreift, so findet sich dieser feine Brauch in vielen ärztlichen Landstrichen.

Kleine Stoßgebete vor schwierigen Operationen gehören ebenso dazu wie das Tragen der Glücksunterwäsche beim Schiedsgericht der Ärztekammer. Auch die Arzt-Patienten-Kommunikation ist voll von Ritualen, und die beschwörende Formel „nicht rauchen, weniger essen, mehr Bewegung", wird oft wie ein Mantra von den Ärzten für ihre Patienten vorgetragen, bekanntlich ohne nennenswerte Konsequenz, doch mit dem gewissen „Voodoo-Effekt".

Vielleicht sollte man den Riten, all jenen Handlungen, die zwischen den Zeilen der Leitlinien stehen, etwas mehr Aufmerksamkeit widmen. Denn ein gut gemachtes Ritual kann oft mehr bewirken als eine schlecht erdachte Therapie.

Ein Quantum Trost

In der Medizin hält man sich an die guten alten Regeln der Schulphysik. Neumodische Dinge, wie die seit acht Jahrzehnten bekannte Quantenmechanik, sind für unsere Therapien eher unerheblich.

Dennoch wage es jemand, zu behaupten, wir Ärzte würden uns den neuen Strömungen verschließen. Schaffen wir uns doch mit Begeisterung immer exaltiertere Diagnosegeräte an, erstehen als Erster das neue 1024-Zeiler-CT und den geilen Ultraschall in 3D und Dolby-Surround.

Auf der anderen Seite denken wir uns rein gar nichts dabei, unseren täglichen Blutdruck in Millimeter Quecksilbersäule anzugeben oder die Geschwindigkeit des Haarwuchses in Klafter pro Schaltjahr zu berechnen. Tatsächlich sind wir in der naturwissenschaftlichen Medizin irgendwo bei Newton hängengeblieben. Heisenberg, Planck oder Einstein schieben wir lieber in die Esoterik-Ecke. Weil das erstens ohnehin keine Sau versteht und zweitens diese Kapiteln in unseren Medizin-Physikbüchern immer ganz hinten standen und daher recht gefahrlos aus dem Lernstoff gestrichen werden konnten.

So genügt uns das, was zu sehen ist, zu sehen. Die schiefe Ebene ist schief und der Impuls erhält sich. Ein dicker Patient fällt genauso rasch auf die

Nase wie ein dünner Patient. Diese physikalischen Grundweisheiten reichen allemal für den medizinischen Alltag aus.

So vermessen wir unsere Patienten von Kopf bis Fuß. Sind sie nicht messbar, so werden sie messbar gemacht. Und können wir Therapien nicht messbar machen, so machen wir sie zumindest essbar. In Form von Tabletten.

Dass da den komplementärmedizinischen Kollegen die Zornesadern schwellen oder, wie wir in Österreich sagen, „das Geimpfte" aufgeht – so die Kollegen geimpft sind – ist verständlich. Denn die etablierte Medizin verbannt alles, was man nicht so recht quantifizieren kann, in die Voodoo-Abteilung: Handauflegen, Nadeln reinstecken in Stellen, die gar nicht wehtun, oder von einer Psyche zu sprechen, die noch nie ein seriöser Wissenschaftler bildgebend darstellen konnte. Das hat nichts mit Festkörperphysik zu tun.

Die Befassung mit den letzten Kapiteln der Physiklehrbücher macht natürlich auch Angst. Wenn man nämlich zu verstehen beginnt, dass selbst der Arzt nicht mehr ist, als die Realisierung einer Wahrscheinlichkeit in den unendlichen Weiten des Universums. Dass sich erst durch die Messung von Dingen diese Dinge manifestieren. Und dass es diese Dinge ohne Messung vielleicht gar nicht gäbe. Hat jetzt ein Patient gar keinen Cholesterinspiegel, bevor wir ihn bestimmen? Und auch für Patienten ist die Diagnose „ihre Quanten spielen wieder mal verrückt" nicht sonderlich beruhigend.

Bei all der Philosophiererei über Quanten bleibt zumindest das eine Quantum Trost, dass sich Patienten nur selten mit annähernd Lichtgeschwindigkeit durch den Raum bewegen und daher nach wie vor als träge Massen am Boden haften. Derart sind sie zum Glück unseren Therapien hilflos ausgeliefert. Und für alles andere sind wir leider nicht zuständig.

Ärztliches Jahreshoroskop

Für wen die Sterne im kommenden Jahr günstig stehen und wer das kommende Jahr besser überspringen sollte, erfahren Sie hier!

Nachdem es in Printmedien so Sitte ist, sei auch an dieser Stelle zum Beginn des neuen Jahres ein kleiner Ausflug zu den Sternen gestattet. Immerhin waren unsere medizinischen Ahnen nicht nur Ärzte, sondern auch gleichzeitig Astrologen. Auch wenn es einen Chirurgen von heute nur am Rande interessiert, ob der Krebs, den er gerade operiert, den Aszendent Waage hat, wollen wir es heute mit Paracelsus halten, der gemeint hat: „Ein Arzt, der nichts von Astrologie versteht, ist eher ein Narr zu nennen denn ein Arzt." Das möchte ich nicht auf mir sitzen lassen und daher, ohne die Sterndeuter brüskieren zu wollen, ein aktuelles Jahreshoroskop liefern, das sich wahrscheinlich auch bewahrheiten wird:

- Wassermann: Internisten dieses Sternzeichens sollten dieses Jahr vermehrt Augenmerk auf die inneren Werte legen.
- Fische: Sollte am Ende des Tunnels ein Licht auftauchen, sind Sie bei der Koloskopie wahrscheinlich zu weit gegangen.
- Widder: Im Sternzeichen des Widders geborene Chirurgen werden im Laufe des Jahres wohl mehrere einschneidende Erlebnisse haben.
- Stier: Als Gynäkologen sollten Sie skeptisch sein, wenn eine Jungfrau zur Entbindung kommt. Leiten Sie den Fall bitte umgehend an die nächstgelegene katholische Meldestelle weiter.
- Zwillinge: Sie sollten bei Operationen nicht immer so klammern. Man kann die Wunde ja auch zunähen. Dabei sollten Sie aber niemals den Faden verlieren.
- Krebs: Hüten Sie sich vor Menschen mit Maschinengewehren! (Das passt übrigens auch für sämtliche anderen Sternzeichen.)
- Löwe: Sie sollten dieses Jahr nicht so streng mit Schwangeren sein, bei denen die Waage bis zum Anschlag geht. Vielleicht handelt es sich ja um Zwillinge.
- Jungfrau: Auch als noch so ein eiskalter und berechnender Herzchirurg sind Sie kommendes Jahr in der Lage, die Herzen der Menschen zu öffnen.
- Waage: Sie sollten den Anschluss nicht verpassen. Vor allem, wenn Sie im Begriff sind, den Urinbeutel zu wechseln. Das kann nass enden.
- Skorpion: Das Bild, das Sie von den Menschen machen, scheint nur am ersten Eindruck negativ. Aber als Radiologe sollten Sie das wissen.
- Schütze: Scheiße, wenn man so nah an Weihnachten Geburtstag hat. Das halbiert in der Regel die Menge der Geschenke.
- Steinbock: Wenn Sie vom Leid anderer Menschen profitieren, scheint Ihre Praxis auch nächstes Jahr gut zu funktionieren. Weiter so!

Dieses praktische Horoskop kann man übrigens auch mit der Funktion „Copy & Paste" für das übernächste Jahr wiederverwenden.

Dr. Wald und Wiese

Die Natur soll der bessere Arzt sein. Damit gehört sie reglementiert.

Stell dir vor, es ist Natur und keiner geht hin. Tatsächlich kennen die meisten Österreicher Berge und Wälder oft weniger vom Begehen und Durchwandern denn vom Hörensagen – auch wenn wir auf unsere Berge, Seen und Almen stolz sind. Aber man kann ja auch den Mars cool finden, ohne jemals dort gewesen zu sein.

Überlaufen ist die Natur hierzulande kaum. Trotz überschaubarer Platzverhältnisse kann man stundenlang durch Wälder streifen, ohne von Menschenmassen überrannt zu werden.

Natürlich gibt es Stellen, an denen es auch in der unberührten Natur etwas dichter werden kann, etwa an der Talstation der 6er-Gondel, in der Après-Ski-Hütte neben der Bergstation der 6er-Gondel oder am Pissoir der Après-Ski-Hütte neben der Bergstation der 6er-Gondel. Und natürlich sind auch andere Örtlichkeiten überlaufen, wie das beliebte Muttertags-Ausflugslokal im Wienerwald oder die schwierige 200 Meter lange Wanderroute vom Parkplatz zum Muttertags-Ausflugslokal.

Doch wie viel Wald verkraftet der Durchschnittsösterreicher? Ohne einen veritablen Naturschock zu erleiden und ernsthaft Schaden zu nehmen? Immerhin hat auch die Natur einen Haufen Nebenwirkungen. Sie ist launisch, was das Wetter betrifft und regnet sich vor allem an verlängerten Wochenenden gerne aus. Sie ist voll von herumschwirrenden Pollen, die vielleicht für die Pflanzen ein erotisches Geplänkel darstellen, uns als Allergene jedoch das Leben zur Hölle machen können. Sie beherbergt Spinnentiere, wie Zecken, die uns große Furcht einjagen, auch wenn wir sie als Stadtbewohner noch nie zu Gesicht bekommen haben, sondern nur von Plakatwänden kennen. Wenn die Viecher aber auch nur halb so groß sind wie auf den Impfwerbungen abgebildet, dann Gute Nacht!

Es gibt aber auch positive Effekte. Der Biologe Clemens Arvay hat mit dem „Heilungscode der Natur" das medizinische Präparat „Natur forte" auf seine Inhaltsstoffe untersucht. Es ist erstaunlich, was da alles über die Waldluft zu uns gelangt, alleine durch den Anblick eines Stückchens Grün im Körper passiert. In Japan kennt man seit den 1980er-Jahren den Begriff des „Waldbadens" als gute Methode, um Krankheiten vorzubeugen. Wobei ich persönlich finde, dass „Waldbaden" nicht sehr japanisch klingt.

Doch wenn der Wald nun tatsächlich therapeutisch wirkt, müsste sich die Ärzteschaft dieser Thematik ernsthaft annehmen. Denn man muss zum einen Empfehlungen über die korrekte Dosierung abgeben, zum anderen für jede erdenkliche natürliche Umgebung eine entsprechende Leitlinie erstellen. Schließlich will der gemeine Patient Sicherheit, dass ihm ein Aufenthalt in der unberührten Natur tatsächlich auch eine relative Risikoreduktion um mindestens 15 Prozent in Bezug auf das kombinierte Risiko für Herz-Kreislauferkrankungen, Diabetes und Hammerzehen bringt. Dann dürfen wir endlich darüber diskutieren, ob der Wald eine Kassenleistung zu sein hat.

Medizin von anno dazumal

Traditionelle europäische Heilmethoden sind gar nicht so europäisch.

Vor kurzem fand in Wien der Kongress für Traditionelle Europäische Medizin (TEM) statt. Inspiriert von der beliebten Trademark TCM aus dem fernen Osten, hat man vor einigen Jahren die unterschiedlichen europäischen Heilmethoden ebenfalls unter einem Kürzel zusammengefasst. Damit wollen wir zum einen zeigen, dass wir zumindest genauso gut kopieren können wie die in China, wo sie ungefragt unser schönes Hallstatt nachbauen. Zum anderen soll ausgedrückt werden, dass die alten Chinesen die Weisheit nicht alleine mit dem Löffel gefressen haben, sondern der Löffel eigentlich hierzulande bereits in der Altsteinzeit erfunden wurde.

Welche von den typisch traditionellen europäischen Heilmethoden tatsächlich auch im geografischen Europa entwickelt wurde, lässt sich nur vermuten. Denn viele medizinische Erkenntnisse und Arzneien wurden nicht nur aus dem südosteuropäischen, sondern vor allem auch aus dem nordafrikanischen und vorderasiatischen Raum importiert. Regionen, die heute vor die Tore der Festung Europa verbannt sind und deren Einfluss auf die hiesige Kultur man am liebsten auf den Import von Öl, Datteln und Shishas beschränken würde.

In der guten alten Zeit, als die Gastfreundschaft noch eine Tugend war und man Reisenden aus fernen Ländern erst mal wohlmeinend entgegentrat, bevor man sie ausraubte, konnte sich das Wissen um den menschlichen Körper auch ins finstere mittelalterliche Österreich verbreiten. Es gab nicht nur die Wanderhuren, wie man den fundierten Quellen der TV-History-Soaps entnehmen kann, sondern auch die Wanderärzte. Erstaunlicherweise waren es die gar nicht so fortschrittlich anmutenden Klöster, die damals begannen, die modernen Erkenntnisse aus dem Orient auch an der heimischen Bevölkerung zu testen. Sonst stünden uns heute weder Mönchsbier noch Klosterfrau Melissengeist als attraktive Arzneien zur Verfügung.

In den letzten paar Jahren hat sich im kleinen Österreich eine große Kultur der traditionell europäischen Medizin entwickelt. Man kann sagen, wir sind diesbezüglich fast eine Art Mekka geworden, auch wenn man Mekka voraussichtlich aus dem künftigen Regierungsprogramm der neuen Koalition streichen wird. Dass früher ein religiös-spiritueller Überbau bei den Heilungen selbstverständlich war, sorgt auch heute bei Kritikern für Naserümpfen, kommt jedoch bei den Kunden gut an. Bis zum Anschlag gestresste Manager bringen ihre Work-Life-Balance wieder in Ordnung, indem sie zwischen Work und Life noch eine kontemplative Entschlackung im örtlichen Pfarrhof hineinpressen. Eine Art Exorzismus für die Leber.

Heute befragen wir die bei uns ankommende Menschen aus dem Nahen Osten nicht mehr über Heilmethoden aus ihrer Heimat, bevor wir sie wieder zurückschicken. Denn unsere Medizin ist schon fertig, wir haben nichts Neues mehr zu lernen. Zum Glück haben unsere Ahnen anders gedacht.

11

Risikofaktoren Urlaub und Freizeit

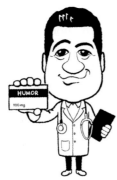

Wenn man, so wie ich, über eine kinderreiche Familie verfügt, so sind die terminlichen Möglichkeiten, in den Urlaub zu fahren, eher beschränkt. Das wissen auch die Reiseveranstalter. So muss man mit den in bunten Farben unterlegten Höchstsaisonpreisen der Urlaubskataloge Vorlieb nehmen. Und die auf der Titelseite als zweiwöchiges Super-Schnäppchen um 299 Euro angekündigte Weltreise kostet in den Schulferien das 20-fache.

Für Singles und kinderlose Menschen bietet sich schließlich auch noch der September an. Diese Option ist nicht für alle gleichermaßen geeignet. Wo sich manche über die niedrigen Preise und die leeren Strände freuen, beginnt für die anderen die Herbstdepression, wenn sie gemeinsam mit den heimischen Rentnern urlaubend auf die herabgelassenen Rollläden der Strandbars, die gestapelten Sonnenschirme und die anrückenden Baukräne blicken.

All jenen Kollegen im Krankenhaus, die gar keine Zeit für den Urlaub haben empfehle ich, nach dem erfolgreichen Prinzip des „Power-Napping", das „Power-Urlaubing". Man zieht sich kurz mal zurück, etwa ins Ärztedienstzimmer, füllt sich ein kleines Fußbad mit NaCl-Infusionen an (Meer-Feeling), leuchtet sich mit einer OP-Leuchte ins Gesicht (Sonnen-Feeling), schmiert sich eine Salbe auf die Beine, auf die man allergisch reagiert (Quallen-Feeling) und löst mit einem wirksamen

© Springer-Verlag GmbH Deutschland, ein Teil von Springer Nature 2018
R. Tekal, *NebenWirkungen*,
https://doi.org/10.1007/978-3-662-57279-5_11

Emetikum evoziertes Erbrechen aus (Post-Kübelsaufen-Feeling). Nach einer Viertelstunde hat man – ganz ohne stressige Vorbereitungen und immer erreichbar – den vollen Erholungseffekt.

Welt der 1000 Gefahren

Kommen Sie gut von Ihrem Urlaub heim. Denn die Welt da draußen birgt jede Menge Risiken.

Wie jedes Jahr darf ich auch heuer wieder, als scheinbar einzig ernstzunehmender Mahner, auf die besonderen Gefahren hinweisen, die ein Aufenthalt in den nicht heimischen Gefilden mit sich bringen kann. Auf dass wir unseren Urlaub nicht allzu sehr genießen.

Schließlich sind die Standards in fremden Ländern nicht mit jenen in der Heimat zu vergleichen, weder medizinisch, noch hygienisch, noch kulturell. Denn im Gegensatz zu unserer Hochkultur, unserer Hochmedizin und unserer Hochhygiene muss man in den fernen Destinationen naserümpfend die veralteten Lebensgewohnheiten zur Kenntnis nehmen und sich schützen, wo es nur geht.

Daher liest man in den einschlägigen Magazinen zu Recht, wie man urlauben kann, ohne es hinterher bereuen zu müssen. An diese Stelle seien einige der gängigsten Hinweise nochmals aufgeführt:

- Kochen Sie das Wasser ab, bevor Sie es trinken!
- Kochen Sie das Meer ab, bevor Sie darin baden!
- Essen Sie Obst nur in gekochtem oder geschältem Zustand!
- Essen Sie Eis nur in gekochtem oder geschältem Zustand!
- Nehmen Sie nur originalverpackte Speisen zu sich!
- Lassen Sie sich vom Koch das Öffnen der originalverpackten Mikrowellenpackung bei Tisch zeigen!
- Lassen Sie sich eine beglaubigte Übersetzung der Herstellerurkunde der Originalverpackung ausstellen!
- Kochen Sie den Koch ab!
- Putzen Sie sich die Zähne mit Mineralwasser!
- Putzen Sie dem Koch die Zähne mit Mineralwasser!
- Gehen Sie nicht zu lange in die Sonne!
- Gehen Sie nicht in die Sonne!
- Gehen Sie nicht!

- Vermeiden Sie es, exotische Gifttiere zu ärgern!
- Vermeiden Sie den Kontakt mit Einheimischen!
- Bleiben Sie im Hotel!
- Kochen Sie das Hotel ab!

Wer diese grundlegenden Regeln im Urlaub beachtet, wird den Aufenthalt im feindlichen Ausland gesund überstehen und erst wieder durch die Klimaanlage des Ferienfliegers zu husten beginnen. Hauptsache, Sie erholen sich. Damit Sie nachher wieder voller Elan zu Hause krank werden können.

Abschalten vom Alltag

Können Sie abschalten im wohlverdienten Urlaub? Der Geist ist willig, doch die Zunge ist schwach, und so reisen die gewohnten Umgangsformen des Praxisalltags mit so mancher medizinischen Floskel mit in den Süden.

Das Schuljahr geht dem Ende zu und nicht nur die Eltern der lern-pflichtigen Sprösslinge legen ihre Arbeit nieder, es solidarisiert sich viel-mehr das ganze Land zur kollektiven Arbeitsverweigerung. Nicht einmal die Kranken wollen im Sommer so richtig krank sein und in den Ordinationen kommt so gar keine richtige Epidemie-Stimmung auf. Also packen auch viele Ärzte ihre Sachen und schließen bis auf weiteres ihre Praxen. Dabei kann man die klassische Ordinationsdiktion getrost mit in die Ferien neh-men. Sie ist quasi ubiquitär anzuwenden.

Schon bei der Anreise ist die *„Lassen Sie mich durch, ich bin Arzt"*- Finte bei der Warteschlange beim Check-in-Schalter ein alter Hut, aber nach wie vor sehr wirkungsvoll. Auf die Frage „Haben Sie eine Bordcard?" kontert man geschickt mit *„Ja, und haben Sie eine E-card?"* und im Flugzeug wird die Flugbegleiterin mit „Schwester, Kaffee!" herumkommandiert. Hat man einem Touristen den letzten Platz im Transfer-Bus weggeschnappt, so lässt sich mit einem *„Da hätten Sie früher kommen müssen"* die Situation begründen. Dafür kann man dem Zurückgelassenen ein aufmunterndes *„Wird schon wieder"* zurufen.

Statt mit „Guten Tag" begrüßen Sie die Einheimischen in perfektem Spanisch mit *„Was fehlt Ihnen?"* und statt Hand gereicht wird Puls gefühlt.

Vielen rutscht beim Anblick des Hotelareals ein *„Das sieht mir gar nicht gut aus"* raus, doch kann die Dame an der Rezeption mit einem strengen *„Überweisen Sie mich in ein anderes Zimmer!"* zur Einsicht gebracht werden.

Man kann es auch zu weit treiben, wenn beim netten Urlaubsplausch an der Poolbar der Small-Talk mit *„Wann hatten Sie das letzte Mal Stuhlgang?"* begonnen wird. Das Abschieds-Gruppenfoto lässt sich am bestem mit *„Sagen Sie Aaahh"* schießen. Und werden Sie gefragt, wann das Boot zum Festland geht, so können Sie getrost antworten: *„Drei mal täglich, zum Essen!"*

Auch Pannen sind so gut zu überspielen: Die gestohlene Brieftasche quittiert der Vollblutarzt mit *„Das ist aber nicht guideline-konform!"* und wer beim Surfen einem Schwimmer über den Kopf brettert, kann ihn mit den Worten *„Das kann gar nicht wehtun"* Mut zusprechen. Vorsicht ist geboten, wenn Sie (im Glauben, dass man mit Latein überall durchkommt) für Ihre Kinder im Größenwahn auch mal *„Escargot aut idem"* bestellen. Letztendlich sei zu hoffen, dass der einzige Burn-out, den Sie im Urlaub erfahren, ein kleiner Sonnenbrand ist.

SMS nach Hause

Allen Kollegen, Patienten, Pulverlpressern und -vertreibern, Gesundheitsministern, Hauptverbandsangehörigen, stillen und lauten Kämmerern und natürlich Lesern sei an dieser Stelle ein schöner Urlaub gewünscht.

Zweifelsfrei werden die medizinischen Berufsgruppen einander im Urlaub vermissen. Und es wird wohl auch die eine oder andere sehnsüchtige Träne im Feriendomizil vergossen, ob der mangelnden Durchführbarkeit einer an sich wunderbaren Sado-Maso-Beziehung, die erst wieder im Herbst aufgenommen werden kann. Man kann sich zwar aus der Ferne Schimpfwörter zurufen, die eine oder andere kleine Bösartigkeit an den Hals wünschen, doch Fernbeziehungen sind eben nicht so erfrischend wie Nahkämpfe.

Als kleiner Kommunikationsersatz dient klassischer Weise die gute alte Postkarte. Aufgrund des gelassenen Time-Managements der nationalen und internationalen Post im Sommer und des tragischen Ablebens des Telegramms ist Kontakt nur stark zeitverzögert möglich. Eine rasche

Alternative stellt das Kurznachrichtenformat SMS dar. Nicht ganz so romantisch, jedoch effizient. Die Nachricht muss jedoch dabei in wenigen Worten den Inhalt eindeutig rüberbringen. Dadurch kann es passieren, dass einige redundante Floskeln, wie Gruß oder Dank dabei weggelassen werden müssen. Durch plumpe Bestechung eines Mobilfunkbetreibers kam der Autor dieser Zeilen an einige aus dem Urlaub versendete Zeilen:

Ein Hauptverband an die Pharmaindustrie: „Pillen hier günstiger – schmecken genauso gut!" Ein ÄK-Funktionär: „Bin in Frankreich – Schulung für Demos – Freu mich auf Herbst." Ein Patient an seinen Hausarzt: „Hab so komisches Ziehen im Bauch – bitte um Kontaktaufnahme. MMS folgt." Ein Pharmaindustrieller aus dem All-inclusive Resort: „Neuer Wirkstoff entdeckt: Omelette surprise perfektes Laxans". Auch der Apotheker sendet begeistert ans Geschäft: „Nehme drei Kanister Adriaschlamm mit. 2mg-Behälter und Pickerl à 12 Euro vorbereiten." Ein Internist an die Ärztekammer: „Habe auf der Yacht Echolot. Anerkennung als Fortbildung Sonografie möglich?". Ein Chirurg an seine Sprechstundenhilfe: „Schlechtes Wetter. Bitte dringend Termin im Solarium vor Dienstantritt vereinbaren". Auch ein in Mallorca weilender Spitalserhalter ist entzückt über ein entdecktes Einsparungspotential – „4 Menschen trinken aus 1 Eimer – und sind zufrieden." Ein Anästhesist, ebenfalls aus Mallorca „Xhjklööösm879" (als einer der 4 Eimersäufer tut man sich schwer beim Tippen). Auch eine Stationsschwester hat etwas Erstaunliches im Urlaub beobachtet: „Arzt beim Camping wäscht Geschirr selber! Er kann es, wenn er nur will!"

Vom Allgemeinmediziner kommt übrigens keine SMS nach Österreich – ihm wurde aufgrund mangelnder Liquidität vor dem Urlaub das Handy abgeschaltet.

Nix mit Côte d'Azur

Fuhren früher Ärzte und Patienten sozial getrennt voneinander in die Ferien, so begegnen sie einander im Urlaub zunehmend häufiger.

Wenn wir die Ankündigung für unseren wohlverdienten Urlaub an die Praxistür tackern, reicht die Reaktion unserer verständnisvollen Patienten von „…schon wieder?", bis zu „…und wo stellen Sie sich vor, soll ich jetzt im Sommer meine Tabletten herbekommen?". Man freut sich also mit uns.

Die Vorstellung der breiten Bevölkerung, was wir in diesen Urlaubswochen unternehmen, dürfe jedoch etwas von der Realität abweichen. Man mutmaßt uns in den feinsten Hotelschuppen der Côte d'Azur, Austern schlürfend, in weißem Anzug und mit Spazierstock am Strand schreitend, in angeregter und gepflegter Konversation mit einem französischen Nervenarzt. Nun, nicht ganz. Zum einen kann sich der Wald- und Wiesenhausarzt einen wochenlangen Aufenthalt an der Côte d'Azur nur über eine Hypothek auf das noch nicht abbezahlte Haus leisten, weiß nicht, ob man bei der Auster die Schale mitessen kann, besitzt weder Anzug noch Spazierstock, kann aus der Schule gerade mal: „Où est la gare?" und wenn's hoch kommt auch noch „…s'il vous plaît". Nur der Nervenarzt, der stimmt.

Vielmehr fahren wir zwei Autostunden „aufs Land", auf einen „wunderhübsch gelegenen, ruhigen Bauernhof, auf dem man sogar selber das Frühstück machen und die Kuh melken darf, statt diesem ewigen Sonne-Strand-Luxus!" Anders gesprochen: „Das können wir uns gerade noch leisten". Die Kinder maulen: „Alter, warum bist du dann Arzt geworden?", man blickt neidvoll auf die Facebook-Seite seines orthopädischen Single-Kollegen, der irgendwo zwischen Surfbrett und Mojito besoffen im weißen Sand versinkt.

Manche Ärzte fahren überhaupt nicht weg, denn „dann kann ich endlich die Ruhe zu Hause genießen und die Praxis ein wenig aufräumen". Das sind dann die wahren Genießer. Und auch jene, die möglichst bald einen französischen Nervenarzt aufsuchen sollten.

Auf der anderen Seite glauben viele Mediziner, dass ihre Patienten sich gerade mal ein Sonnenbad am Balkon ihrer Halbzimmer-Wohnung leisten können. Schließlich verziehen sie immer so schmerzerfüllt die Mundwinkel, wenn es darum geht, etwas für eine Spezialtherapie aufzahlen zu müssen.

Die Vorstellung der breiten Ärzteschaft, was die Patienten in diesen Urlaubswochen unternehmen, dürfe ebenfalls von der Realität abweichen. Man mutmaßt sie in den feinsten städtischen Freibädern, Bier schlürfend, in ausgewaschener Feinripp-Unterhose und mit Gehgestell, in angeregter und gepflegter Konversation mit einem einheimischen Bademeister.

Nun: Auch hier irrt man. Denn mittlerweile begegnen sich Ärzte und Patienten an denselben All-Inclusive-Pauschal-Supermarkt-Club-Buffets in der Türkei, futtern dieselben ungesunden Sachen, liegen in derselben ungesunden Sonne und träumen von derselben Côte d'Azur. Und auf Bestellung gibt es sicher ein paar frittierte Austern mit Pommes und Mayo.

Energieferien

Ferien, die unter einem Motto stehen, bringen auch im Gesundheitssystem viele Vorteile mit sich.

Dass unsere Kinder Semesterferien haben, verdanken sie der ersten Ölkrise, die auch Österreich im Jahr 1973 heimsuchte. Es bekamen damals nicht nur die Autos Pickerl mit dem Aufdruck jenes Wochentages, an dem sie nicht gefahren werden durften, auch die Schüler durften nicht gefahren werden. Die Schulgebäude wurden in dieser Woche fast nicht geheizt, sodass Öl gespart werden konnte. Und so hat sich bis heute der Begriff „Energieferien" gehalten.

Die Idee, Ferien einem bestimmten Zweck zu widmen, könnte aber auch heute interessant sein. Für den Spitalsbetrieb möchte ich daher folgende Ferien anregen:

Medikamentenferien

In dieser Woche darf keine pharmakologische Therapie durchgeführt werden. So können die Spitalsapotheken ihre Bestände halten und es muss nichts zugekauft werden. Die Ärzte müssen ihre Therapie entsprechend kreativ auswählen: Ein gutes Gespräch ersetzt so manches Antidepressivum, ein guter Schnitt so manches krampflösende Mittel, ein guter Schlag auf den Hinterkopf so manches Narkotikum.

Verwaltungsferien

In dieser Zeit braucht im Krankenhaus der wirtschaftliche Gedanke nicht gedacht werden. Man kann aus dem Vollen schöpfen, Betten leer stehen lassen, tolle neue Geräte aus dem Katalog bestellen, das Essen für Belegschaft und Patienten von der Trattoria nebenan liefern lassen, oder Operationen an Privatpatienten nur nach tatsächlicher Notwendigkeit durchführen. Das ist Freiheit. Nach dieser Woche ist das Spital zwar arm, aber sexy.

Chef-Ferien

Nun wird der Abteilungsvorstand für sieben Tage in Zwangsurlaub geschickt. Was für ein Halli-Galli bei der Morgenbesprechung, welch ausgelassene Stimmung bei der Chefvisite ohne Chef. Wenn die weiße Katze aus dem Haus ist, feiern die weißen Mäuse Kirtag. Allerdings bildet sich bereits am ersten Tag eine neue Hierarchie heraus. Der erste Oberarzt übernimmt die Rolle des Kalifen und herrscht als böser Prinz John viel, viel grausamer, als der plötzlich aus der Ferne so gutmütig wirkende Prim. Dr. Richard Löwenherz.

Schwestern-Ferien

Nach anfänglicher Freude der Jungärzte über das entspannte Klima am Stützpunkt kommt sehr rasch Panik bei der ärztlichen Belegschaft auf, da sie plötzlich bemerken, dass sie es scheinbar nicht waren, die den Betrieb bislang am Laufen gehalten haben. Spätestens in der Hälfte der Ferien und der abermals ins Leere gehenden Aufforderung „Schwester, Tupfer!" wird das Krankenpflegepersonal auf Knien gebeten, den Urlaub vorzeitig abzubrechen.

Patienten-Ferien

Nun darf die Belegschaft endlich das machen, was sie schon immer machen wollte: Behandeln, ohne dass der Patient dabei im Weg steht. Man hat Zeit für viele Teambesprechungen, Kaffeepausen und Streitereien über geplante Strukturreformen. Es ist der Beweis dafür, dass ein Krankenhaus auch gänzlich ohne Kundschaft funktionieren kann.

12

Krank im Jahreskreis

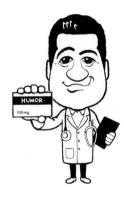

Das bunte Bild an Patienten, das man im Wartezimmer zu Gesicht bekommt, ist starken saisonalen Schwankungen unterworfen. Während man in den warmen Monaten eher mit Sportverletzungen, Sonnenbränden und Geschlechtskrankheiten die Arztpraxen aufsucht, sind im Frühling die Opfer von Gräserpollen, im Winter die Opfer der Punschhütten zu bemerken. Die saisonale Herbst-Winterdepression erfasst Behandelte wie auch deren Behandler, und so sitzen sie einander lange Zeit schweigend in der Praxis gegenüber, bevor einer der beiden das Schweigen bricht und sagt: „Es ist halt scheiße!". Dann verabschieden sie sich, der Patient bekommt ein Antidepressivum verschrieben, der Arzt kann es sich wenigstens aus der eigenen Hausapotheke nehmen.

Ein einfacher Blick auf den Kalender genügt, um zu wissen, woran man zurzeit erkranken darf.

Die Saisonen haben begonnen

So schön die warme Jahreszeit auch sein mag, sie bringt große Gefahren mit sich: Die heimtückischen Saisonen!

Nachdem die Wellen an uns vorübergegangen sind, die Grippewellen, die Hypo-Wellen der Entrüstung oder die Fönwellen, beginnt nun der

© Springer-Verlag GmbH Deutschland, ein Teil von Springer Nature 2018
R. Tekal, *NebenWirkungen,* https://doi.org/10.1007/978-3-662-57279-5_12

Jahresabschnitt der Saisonen. Und dies beunruhigt uns Ärzte wieder mal zutiefst. Denn Saisonen verheißen aus medizinischer Sicht nichts Gutes. Nehmen wir uns also mal die gängigsten Saisonen zur angsterfüllten ärztlichen Brust:

Die Pollen-Saison (gemeingefährliche Bestandteile von Killerpflanzen, die nicht nur zu einer rinnenden Nase, sondern in erster Linie zu einem lebensbedrohlichen Status asthmaticus führen können); die Grill-Saison (die nicht nur aufgrund des feuchtfröhlichen Hantierens mit Benzin am Gartengrill gröbere gesundheitliche Problemen nach sich zieht, sondern auch wegen der fahrlässig ohne Alu-Präservativ gebrutzelten Fleischstücke, die neben Nitrosaminen und Benzpyrenen auch noch meterdick gefäßschädigende Kräuterbutter enthalten); die Urlaubssaison (in der sich unsere Schäfchen in geschorenem Zustand eine UV-Dröhnung abholen, die dem Jahresbedarf einer norwegischen Hafenstadt entspricht); die Zeckensaison (und unsere Sorge um den ungeimpften Großstädter, der am Balkon von einem hinterhältigen Zeck aus der Pelargonie überfallen wird); oder die Eissaison (mit unzähligen Sorten, die so viel Zucker, Fette und Kälte enthalten, dass wir gar nicht wissen, wo wir anfangen müssen, zu behandeln).

Zum Glück bekommen wir Rückendeckung von den Laien-Gesundheitsmedien. Sie haben sich spezialisiert, Anleitungen für das korrekte Verhalten in solchen gefährlichen Zeiten zu geben. Mit dem Satzteil „...aber richtig!" legen sie nahe, dass man im Prinzip alles darf, so man es richtig macht. Also: „Bräunen, aber richtig!", „Sex, aber richtig", „Drogen, aber richtig!".

Im Falle der Saisonen bedeutet dies für die Pollen: „Gehen Sie in den Sommermonaten nicht vor die Tür!"; für das Grillen: „Garen Sie lieber Gemüse in salzlosem Wasser"; für den Urlaub: „Lassen Sie Ihre Kinder niemals ohne Regenpelerine an der Strand"; für die Zecken: „Meiden Sie in dieser Zeit Ihr Heimatland und impfen Sie die Zecken"; für das Eis: „Lutschen Sie stattdessen an einem ungesüßten Eiswürfel". Dass wir da selber nicht drauf gekommen sind! Leider werden solche Lebenshilfen zwar gelesen, jedoch nicht beherzigt. Und wer muss die Folgen dieser mangelnden Compliance wieder mal ausbaden? Nicht die lieben Kollegen aus den Redaktionen, die sich über hohe Auflagen freuen, sondern unsereins in der Praxis.

Gott sei Dank dauert so ein Sommerhalbjahr mit all seinen Saisonen nicht so lange und wir können uns voll Energie auf die Grippewelle stürzen. Aber richtig!

Fastenzeit

Ein Land nimmt ab. Das schlägt sich aufs Volksgemüt.

„Nein danke, für mich heute die Kartoffeln bitte ohne Kohlenhydrate!". In diesen Tagen trifft man vermehrt auf Personen, die bestimmte Nahrungsmittel verweigern. Nicht, weil ihnen etwa die Kohlenhydrate aus der Legebatterie leidtun, sondern weil viele den Eindruck haben, die ernährungstechnischen Sünden passender Weise in der Fastenzeit abbüßen zu müssen.

Zumindest in den 40 Tagen zwischen Faschingskrapfen und Ostereiern möchte man seinem Körper mal eine kleine Verschnaufpause gönnen. Hat man doch beim letzten Gschnas mit Schrecken bemerkt, dass sogar das übergroße Pandakostüm am Bauch geplatzt ist. Und so sehr die Diätierenden auch beteuern, die Kur zwecks „Entschlackung", einer „De-Radikalisierung des Stoffwechsels" oder einer „inneren Reinigung des Körpers, der Seele und des Geistes auf dem Weg zu sich selbst" durchzuführen, geht es bei den meisten um den peinlichen Vorfall im Pandakostüm („Panda-Gate").

Ja, warum soll man das Kind nicht beim Namen nennen: Man will abnehmen – und hebt sich damit um keinen Zentimeter über jene Personen, die seit Jahren die verpönten „Hausfrauen-Diäten" der bunten Magazine zu Hause nachstellen. Die Zeit ist im Frühjahr einfach reif und die Gazetten voll von Anleitungen, von der „Bikini-Fit"-Diät über die „Schlank ohne Diät"-Diät, bis hin zur „so-übergeben-sich-die-Stars"-Diät. Den Diäten gemein ist, dass jede einzelne von sich behauptet, im Gegensatz zu allen anderen Millionen Diäten keinen „Jojo-Effekt" zu haben. Das macht die Entscheidung einfacher.

Das Weltbild hat sich jedoch in Bezug auf die Gefährlichkeit der Inhaltsstoffe gewandelt. Hat man früher Butter (wegen dem bösen Fett), Eier (wegen dem bösen Cholesterin) oder Großmütter (wegen dem bösen Wolf) gemieden, so geht es heute den Kohlenhydraten an den Kragen.

Und auch wenn ich mich noch gut daran erinnern kann, wie wir vor vielen Jahren in der ÄrzteWoche noch „Nicht die Nudeln machen dick, sondern die Sauce" getitelt haben, essen die Diätjunkies heute die Sauce, lassen die Nudeln weg und kippen danach völlig kraftlos mit dem Kopf auf den leeren Teller. „Low carb" oder „No Carb" verändert den Speiseplan des durchschnittlichen

Österreichers, der fortan die Panier seines geliebten Schnitzels weglassen muss – oder sie einfach getrennt vom Fleisch danach isst (Trennkost).

Großer Beliebtheit erfreut sich auch die Paläo-Diät, wo nur Nahrungsmittel erlaubt sind, die bereits von unseren Vorfahren in der Altsteinzeit in Verwendung waren. Das gilt jedoch nicht für die abgelaufene Bonboniere, die zu Weihnachten immer weiter weitergeschenkt wird, jedoch wahrscheinlich erst aus der Jungsteinzeit stammt.

Unterm Strich begegnet man also dieser Tage einer Vielzahl an Menschen, die nicht nur aufgrund der Frühjahrsmüdigkeit mürrisch, sondern zusätzlich auch noch auf irgendeiner Diät „drauf" sind, was ihr Stimmungsbild nicht verbessert.

Spätestens zu Ostern ist der Spuk vorbei und die Jojos rollen beständig wieder nach oben.

Glaubst du an den Oster-Doktor?

Kinder verlieren zunehmend den Glauben an traditionsreiche Geschenke-Lieferanten. Als Erwachsene glauben sie dann nicht einmal mehr an die Götter in Weiß.

Es ist traurig, wie wenige Kinder noch aus tiefstem Herzen daran glauben, dass das österliche Nest von einem Hasen gefüllt und versteckt wird. Zu auffällig sind all jene Indizien, die darauf hinweisen, dass Eltern, Großeltern, der Supermarkt und die industriellen Massenproduktionsstätten für Billigschokolade da mehr als nur mitgemischt haben. Zu irritierend, dass man den malenden Hasen nie zu Gesicht bekommen hat. Stets hat man zu spät hingesehen und nie etwas bemerkt, außer die begeistert rufende Mutter: „Schau, da hoppelt er gerade weg!". Der Glaube an den Osterhasen ist ebenso erschüttert, wie jener an den Weihnachtsmann, das Christkind oder den Nikolo (dessen ausgelatschte Schuhe denen von Onkel Klaus so verdammt ähnlich sehen).

Erwachsene haben bereits den Glauben an Zaubergestalten verloren. Man glaubt nicht mehr an die Unfehlbarkeit von Päpsten und Finanzministern, an Fremdwährungskredite, Tilgungsträger und den Euro, man zweifelt an der Redlichkeit von Experten, an der Unabhängigkeit von Journalisten und daran, dass das, was in der Werbung so weiß wäscht, auch in der eigenen Waschmaschine funktioniert.

Man ist, wie die Kinder von heute, kritischer geworden. Und so glaubt man auch nicht mehr an die weiße Lichtgestalt eines Halbgottes in Weiß. Früher wollte man es ja noch glauben. Dass im Falle einer Krankheit der Doktor nachts durch den Kamin rutscht und die Tabletten unter den Weihnachtsbaum legt. Und dann wird man wieder gesund.

Dieses Bild wurde den Patienten gründlich ausgetrieben. Keine unfehlbaren magischen Fabelwesen huschen wie Elfen durch die Krankenhausgänge. Nein, es ist ein Mensch wie du und ich (dessen ausgeprägter Bauch dem von Onkel Klaus so verdammt ähnlich sieht). Ein Mensch, der nicht immer uneigennützig handelt, nicht immer eine Ahnung von den Nebenwirkungen der magischen Medizin hat und ab und an beim Operieren die linke mit der rechten Hüfte verwechselt. Das wissen wir von den Aufdecker-Journalisten. Denen man aber, wie gesagt, auch nicht mehr glaubt.

Manchmal bleibt den Patienten nichts anderes übrig, als daran zu glauben, dass es tatsächlich einen Primar gibt. Immerhin bekommt man den nicht immer zu Gesicht, sondern muss sich mit der Aussage der Schwester zufrieden geben: „Schau, da hoppelt er gerade weg!".

Wir Ärzte müssen auch gewisse Dinge glauben. Dass das, was in den Medikamenten drin ist, unsere Patienten tatsächlich gesund macht oder dass irgendwann einmal das ärztliche Gespräch von der Kasse honoriert wird. Und wir müssen glauben, dass es das Gesundheits-Fabelwesen tatsächlich gibt. Immerhin finden wir immer wieder in den Krankenhaus-Nestern ein paar faule Eier.

Frohe Ostern – Blaue Tabletten

Der Frühling ist wieder ins Land gezogen und damit auch die Frühlingshormone.

Die Jahreszeiten hatten für unsere Ahnen unbestritten einen weitaus bedeutenderen Einfluss auf den Alltag als für die heutige Generation. Man blickte am sonnigen Siebenschläfertag gespannt gen Himmel, um zu sehen, ob das Wetter tatsächlich sieben Wochen so bleiben mag und dachte nach sieben Wochen Regen nicht mehr daran, dass der Siebenschläfer eigentlich ein lausiger Meteorologe ist.

Mittlerweile ist der klassische Bauernkalender zur bloßen Folklore mutiert, man belächelt den Glauben der Landwirte, dass es hagelt, wenn die Kuh auf der Alm furzt. Wer um die Auswirkungen der Methangase aus den Gedärmen der Nutztiere auf die Ozonschicht Bescheid weiß, lächelt wohl etwas weniger – so er nicht wie Donald Trump oder Wladimir Putin die Existenz des Klimawandels, der Ozonschicht und der Kühe generell bestreitet.

Es war damals wichtig zu wissen, wann man die Kornkammern füllt, die Ernte einbringt oder die Saat vor Trockenheit und Frost schützt. Für das Gros der heutigen Bevölkerung ist lediglich relevant, welche Supermarktkette gerade eine Rabattaktion hat. Die gibt es auch bei Minustemperaturen.

Wir heizen im Winter, kühlen im Sommer, pollenfiltern im Frühling und lichttherapieren im Herbst. Man lässt die liebe Natur Natur sein, frönt der wohltemperierten Gleichmäßigkeit und beschwert sich darüber, dass es im Januar keine Erdbeeren von heimischen Biobauern gibt.

Dennoch scheint uns der Wechsel der Jahreszeiten mehr zu beeinflussen, als vielen lieb ist. Auch wenn manche Physiologen die Existenz der Frühlingsgefühle anzweifeln, ist es doch evident, dass die Temperatur direkt proportional mit der Gamsigkeit korreliert. Nicht umsonst werde ich in diesen Monaten oft gebeten, launige Betrachtungen für Gesundheitsmagazine zu verfassen, die meist mit „im Frühling spielen die Hormone verrückt" betitelt werden.

Tatsächlich feierte man rund um Ostern bereits zu vorchristlicher Zeit Frühlingsfeste und die germanische Fruchtbarkeitsgöttin Ostara dürfte an der Namensgebung nicht ganz unbeteiligt gewesen sein. Auch der Hase, der meines Wissens im Neuen Testament nur eine untergeordnete Rolle spielt, gilt wie das Ei als Symbol für Fruchtbarkeit. Da kann eine kleine blaue rautenförmige Tablette in punkto Symbolik nicht mithalten.

Damit solche Frühlingsfeste nicht ähnlich spurlos am modernen Stadtmenschen vorübergehen wie der Nebel, der Frost oder die Hitze, findet man auch in den Innenräumen zahlreiche Symbole, die zeigen, dass es nicht mehr Weihnachten ist. Büroräumlichkeiten sind mit Osterschmuck verziert, Schulkinder bemalen in geschlossenen Klassenräumen Eier aus Styropor, und in den Supermärkten gibt es Oster-Rabattaktionen für Obst, das es zu dieser Jahreszeit eigentlich gar nicht geben dürfte.

So kommen unsere Frühlings-Hormondrüsen wieder in Stimmung, selbst wenn wir keinen einzigen Schritt ins Freie machen.

Winterzeit

Die eine Stunde länger schlafen ist nur geborgt. Wir müssen sie im Frühjahr wieder zurückgeben.

Wenn es draußen dunkel wird, die Zirbeldrüse keine natürlichen Lichtsignale mehr erhält und sich die Herbstdepression nahtlos an die Frühjahrsmüdigkeit anschließt, dann ist es an der Zeit, die Uhren umzustellen und dafür zu sorgen, dass dieses Gefühl so richtig einfährt.

Bereits bei der Nachspeise des Mittagsmenüs beginnt es zu dämmern und spätestens beim nach Hause kommen wähnt man sich an einem Ort weit nördlich des Polarkreises. So bleibt einem oft nichts, als es sich in den eigenen vier Wänden vor dem gemütlich knisternden Fernseher gemütlich zu machen. Wärmende Bilder von Kliniken unter Palmen können aufmuntern, viele tendieren jedoch dazu, sich Sendungen über das Nomadenleben im nördlichen Sibirien anzusehen, um sich darüber zu freuen, dass es anderswo noch trister zugeht.

Viel wurde in den letzten Jahren über die Auswirkungen von Sommer- und Winterzeit auf den Organismus diskutiert. Die Chronobiologie weiß darüber zu berichten, wie nur eine einzige verschobene Stunde den Menschen aus dem Gleichgewicht bringen kann.

Kurzfristig kann man sich ja über die Tatsache freuen, an einem Herbsttag eine Stunde länger schlafen zu dürfen, wenn die Uhren zurückgestellt werden. Doch wie es so ist im Leben, wird einem nichts geschenkt. Auch nicht diese Stunde. Vielmehr ist sie nur geborgt, wir müssen sie im Frühling wieder zurückgeben und bezahlen sie bitter mit massiver Müdigkeit.

Ein schönes Gleichnis, das uns zeigt, dass vieles im Prinzip nur auf Kredit erworben wird. Schließlich gehören Haus, Auto und auch das neue Gebiss anfangs zumeist der Bank. Vor lauter Freude über die jüngste Errungenschaft vergessen wir, dass wir sie auch irgendwann einmal zurückzahlen müssen.

Auch die weihnachtliche Völlerei ist im Prinzip auf Leasing begründet: Wir erwerben überschüssige Kilos, die wir jedoch später wieder mühsam abgeben müssen. Die Begeisterung über die Vanillekipferl hält, im Vergleich zu den Anstrengungen, mit denen wir die Gewichtsraten abstottern müssen, nur kurz an.

Die Wirtschaft verdient doppelt: Zuerst wird uns die neue Süßigkeit mittels flexibler Finanzierung schmackhaft gemacht (jetzt essen, erst später bereuen), dann verkauft sie uns Modelle, wie wir die Schuldenlast mittels Fitnesscenter, Diätpillen oder Fettabsaugung wieder abbauen.

Ein wenig mehr Weitblick wäre also hier angebracht, bevor man seine Cholesterin- und Triglyceridwerte auf Pump in die Höhe jagt. Frei nach dem Spruch der internationalen Umweltbewegung könnte man sagen: Wir haben den Körper von unseren Ärzten nur geborgt. Denn die nächste Blutabnahme kommt bestimmt.

Tote erzählen – Rund um Allerheiligen

Rund um Allerheiligen gedenkt man jener Menschen, die ihren Körper posthum der Wissenschaft vermacht haben.

Wenn die Kinder wieder durch die Straßen ziehen und „Süßes oder Saures!" rufen, weiß man, dass der Herbst endgültig ins Land gezogen ist. Obwohl man hierzulande kritisiert, dass Halloween eher ein amerikanischer Schmarrn denn ein heimischer Brauch ist, haben die Kinder weitaus mehr Freude über eine Klingeltour von Haus zu Haus als über eine Friedhofstour von Grab zu Grab, wo hoffentlich niemand aufmacht. Halloween schlägt Allerheiligen um Längen, was den Fun-Faktor anbelangt. Auch die Supermärkte verdienen besser an Kürbissen, orangefarbener Schokolade und Pombären in Geistergestalt als an Teelichtern für die Grablaterne.

In beiden Fällen wird letztlich der Toten gedacht. Wobei natürlich der Besuch eines Friedhofes etwas kontemplativer ist als das Schnorren von Gummibärchen.

Will man sich als Arzt ein wenig in Demut üben, so kann einem der eine oder andere Grabstein Aufschluss und die Grenzen der medizinischen Heilkunst geben. Dabei geht es nicht unbedingt um Inschriften, wie „Hier ruht der Arzt Herr Dr. Grimm und die Patienten neben ihm…", oder die posthume Schelte an den Behandler: „Es war dann wohl doch kein grippaler Infekt, Herr Doktor!!".

Nein, wir können von den Verstorbenen lernen. Gerichtsmediziner, Pathologen, Anatomen oder Anthropologen wissen die Sprache der Toten zu verstehen. Dass die Pathologen alles wissen, nur leider zu spät, ist hinlänglich bekannt, aber keine Kunst. Dürften wir jeden unserer Patienten in der

Ordination nicht nur abhören, sondern gleich auch sezieren, wüssten wir auch, ob es sich um eine Pneumonie, einen Gallenstein oder doch nur einen eingeklemmten Furz handelt.

Als Studierende durften wir nicht nur einen Blick in die formalingetränkten Körper Verstorbener werfen, sondern diese Körper auch in ihre Bestandteile zerlegen. Großen Dank gilt hier stets jenen Menschen, die zu Lebzeiten ihren Körper der Anatomie vermacht haben. In Wien, die ihrem Ruf als morbide Stadt doch auch immer wieder gerecht wird, gibt es auch keinen Engpass an Leichen, obwohl man zusätzlich zu seinem Körper auch noch ein paar Hundert Euro löhnen muss, um „dabei" zu sein. Die Gründe für eine solche Körperspende sind allerdings nicht immer hehrer Natur. Schließlich handelt es sich um die weitaus kostengünstigste Bestattungsvariante. Und manche wollen selbst nach ihrem Ableben nichts mehr mit ihrer Verwandtschaft zu schaffen haben.

So findet um diese Zeit eine Totenmesse statt, in der man der Verstorbenen gedenkt, die von den Studenten übergelassenen Teile bestattet und gleichsam dafür betet, die Studenten mögen künftig die lebenden Körper etwas sorgsamer behandeln.

Dass die Seele schon entwichen ist, bevor der Leichnam als anatomisches Präparat am Seziertisch landet, ist der Seele zu wünschen. Denn ein „Uups, ich glaub, ich hab grad die Aorta durchgeschnitten" möchte man selbst als Toter von einem angehenden Arzt nicht hören.

Medizinische Nikolo-Alternative

Da der Nikolo mittlerweile in vielen öffentlichen Kindergärten nicht mehr erwünscht ist, könnten die Ärzte hier helfend eingreifen.

Die Diskussion entfacht die Gemüter: Darf eine christliche Respektsperson einfach so in die Kindergärten des Landes spazieren und Kinder anderer religiöser Weltanschauung die Rute ins Fenster stellen bzw. mit Nüssen füttern? Kritik kommt dabei nicht nur von Religionsvertretern und fundamentalistischen Atheisten.

Bildungsexperten beklagen etwa, dass der Nikolo allzu leichtfertig Süßigkeiten verteilt. Im Speziellen auch an Kinder, die den geforderten Standards an Bravheit und Fleiß eigentlich nicht genügen und dennoch belohnt werden, was wiederum eine Nivellierung nach unten und damit den Verfall unserer Gesellschaft bedeutet.

Kinderpsychologen stoßen sich daran, dass die Aussage „Na, warst du denn brav dieses Jahr?" nicht mit den Prinzipien einer klientenzentrierten und gewaltfreien Kommunikation in Einklang zu bringen ist. Denn es sollte eher heißen: „Ich sehe, du hast saubere Fingernägel, und das fühlt sich für mich gut und befreiend an".

Der Handel unterstützt zwar die wirtschaftlich durchaus begrüßenswerte Aktion in der Dürreperiode zwischen Halloween und Weihnachten, beklagt jedoch die fahrlässig in die Säckchen eingebrachte Großware wie Orangen oder Mandarinen, die den Platz für teurere Süßwaren wegnehmen.

Kinder beklagen den allzu autoritären Stil, mit dem der heilige Nikolaus vorgetäuschte Höflichkeit einfordert, um überhaupt in die Nähe der Gaben gelangen zu können.

Und Mediziner kritisieren, dass hier eine Person mit Vorbildfunktion ungesunde Dinge gutheißt, während man als Arzt, der vor eben diesen Dingen warnt, im Vergleich natürlich die Arschkarte gezogen hat.

So wird aus verschiedenen Gründen überlegt, den Nikolo in öffentlichen Einrichtungen einfach nicht mehr einzuladen und mit seinem Rentierschlitten unverrichteter Dinge weiterzuschicken. Das kränkt den Nikolo, denn ihm wird nicht nur untersagt, „in unsere warmen Stuben zu treten", er muss auch noch zu Fuß weiter, da er in Wirklichkeit gar keinen Rentierschlitten hat, sondern nur der Weihnachtsmann.

Nun, selber schuld, wenn man nicht bereit ist, sich an die Erfordernisse des freien Marktes anzupassen, und in Tradition verharrt.

Alternativ könnten wir jedoch die Lücke füllen und einen Dr. Nikolo in die Kindergärten schicken. Da bekommen nämlich nur die schlimmen Kinder Süßigkeiten, als Strafe. Die Braven dürfen dafür zwanzig Liegestütze machen und einen halben Apfel essen, wenn sie sich danach, vor den gestrengen Augen des Dr. Nikolo, die Zähne putzen. Selbstverständlich putzt er auch sich selbst, dem Krampus und den Rentieren, die er sich vom dicken Weihnachtsmann, der gefälligst mal zu Fuß gehen sollte, ausgeborgt hat, die Zähne und macht ein Dutzend Sprungkniebeugen.

Dr. Nikolo kehrt übrigens nicht erst in einem Jahr wieder, sondern bereits nach 6 Monaten zur Kontrolle vorbei. Und das freut wiederum den Handel, um die Dürreperiode zwischen Weihnachten und Halloween zu überbrücken.

Adventkalender für Ärzte

Liebe Mitmenschen der pharmazeutischen Industrie: Scheut Euch bitte nicht davor, uns zu Weihnachten mit kleinen oder größeren Aufmerksamkeiten zu bedenken. Der kleine Mediziner in uns weiß das zu schätzen.

Kinder sind davon begeistert. Geschäfte und Handel noch viel mehr. Und die katholische Kirche musste sich schon an so vieles gewöhnen, dass sie sich zumindest über den zeitlichen Zusammenhang mit dem sakralen Top-Event freut.

Die Adventkalender, so wie ich sie noch aus meiner Kindheit kenne, waren eher schlicht gehalten: Bunte Bildchen in den Kästchen, meist ein Schlitten oder ein Weihnachtsengel, wobei die Motive aufgrund der mangelnden Kreativität der Gestalter in den 24 Tagen mitunter auch zwei oder dreimal zu entdecken waren; oder auch die etwas beliebtere Kalenderversion mit Schokolade, in Wahrheit mäßig köstlich und in undefinierbare Formen gegossen.

Heute hat die Werbeindustrie den Advent fest im marktwirtschaftlichen Würgegriff. Man findet in den Kästchen 10 %ige Ermäßigungs-Gutscheine auf nicht reduzierte Ware, 50 Euro-Handy-Wertkarten zum sensationellen X-Mas-Special-Price von 50 Euro und eine Stunde gratis Parken beim Kauf von mindestens drei Flachbild-Fernsehapparaten.

Auch wir Ärzte lieben solche Kalender. Und es wäre nett, wenn uns eine wohlmeinende pharmazeutische Firma – selbstverständlich unter feierlicher Einhaltung des Pharma-Codex-Hammurabi – einen solchen auf Mediziner zugeschnittenen Kalender schenken würde.

Auf der Vorderseite themenspezifisch aufgedruckt eine verschneite Winterlandschaft mit ein paar eingegipsten Skifahrern und einer kleinen Schweine-Krippe. Es muss sich ja nichts Kostspieliges in den Kästchen befinden: Ein Kugelschreiber vielleicht, eine praktische Mehrweg-Spritze, eine Schneekugel mit „Grüße aus dem OP", oder kleine Aufmerksamkeiten, wie etwa ein Zettelchen von der Krankenkasse mit der Aufschrift „Gutschein für einmal teurer verordnen dürfen". So macht Beschenktwerden Freude und wir wissen: Nach Weihnachten ist alles wieder vergessen (auch bekannt als Weihnachts-Amnesie).

Natürlich fällt das Warten auf das Christkind nicht allen Kollegen gleichermaßen leicht. Internisten werden wohl akribisch ein Kästchen nach dem anderen öffnen, wohingegen die chirurgische Zunft nicht davor zurückscheut, schon am ersten Dezember das letzte Kästchen zu öffnen (und all die dazwischen auch), um nachher zu rufen „Schwester, zumachen!" Radiologen wissen ohnehin schon zuvor, was drin ist (vor allem dank dem spezifischen Advent-24er-Teiler). Und die Gynäkologen versuchen, bereits am 20. Dezember die Geburt Christi einzuleiten. Im Endeffekt bleibt die Wartezeit gleich. Sie lässt sich nur unterschiedlich interessant gestalten.

13

Sport und was man dagegen tun kann

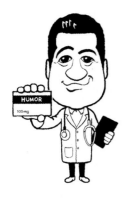

Auch wenn es vielen in der Erinnerung nicht so vorkommt: Früher waren nur wenige Dinge wirklich besser. Vielleicht die Luft. Die Qualität der Hosen. Oder das Fernsehprogramm am Nachmittag (Testbild). Was zweifelsfrei besser war: Die Nachmittagsbeschäftigung der Kinder. Raus in den Wald, in den Hof, auf die Gstätten, wo man früher Banden gegründet und geheime Verstecke gebaut hat, heute jedoch der neue Wohnblock steht. Dort drin wohnen sie nun, die Kinder von gestern, und deren Kinder gehen nun nach getanen Hausübungen raus in ihr Zimmer und schalten den Computer ein. Angeblich gibt es sogar ein Konsolenspiel, bei dem man simulieren kann, ein Mitglied einer Bande auf der Gstätten zu sein. Unterm Strich bewegen sich die durchschnittlichen Stadtkinder nachmittags kaum bis gar nicht. Manche sogar noch weniger. Dabei sind wir sportlicher als unser Ruf!

Land der Sportler

Auch wenn es unglaubwürdig klingen mag: Die Österreicher gehören zu den sportlichsten Europäern.

„Jeder 2. Europäer macht keinen Sport." – Das sagt zumindest die Eurostat, die Verwaltungseinheit der EU zur Erstellung amtlicher Statistiken. „Jede 2.

© Springer-Verlag GmbH Deutschland, ein Teil von Springer Nature 2018
R. Tekal, *NebenWirkungen,*
https://doi.org/10.1007/978-3-662-57279-5_13

Eurostat kann mich mal", sagen daraufhin die Europäer, die sich wieder einmal darin bestätigt fühlen, von der EU nur gemaßregelt zu werden.

Dennoch muss man der Wahrheit einmal ins statistische Auge blicken. Auch wenn gerne von der europäischen Couch aus auf die US-Amerikaner gezeigt wird, wenn von Couch-Potatoes die Rede ist, erweisen sich die Europäer durchwegs als begeisterte Sportmuffel. Allerdings mit großen regionalen Unterschieden. Während man sich in den skandinavischen Ländern – wohl temperaturbedingt – deutlich mehr bewegt (aus demselben Grund allerdings auch deutlich mehr trinkt), nimmt der Wille zur sportlichen Betätigung ab, je weiter man in den Süden gelangt. Bulgarien, Rumänien, Griechenland und seine mediterranen Nachbarn können der Bewegung nicht allzu viel abgewinnen.

Ein Alarmsignal, das die Entscheidungsträger dazu motiviert, europaweit auch die letzte Turnstunde in der Schule durch eine Mathematikstunde zu ersetzen, um zumindest im PISA-Test so fit zu werden wie die Südkoreaner. Wenn wir schon nicht so gut turnen können.

Das Erstaunliche: Die Österreicher gehören zu den sportlichsten europäischen Nationen. Also nix mit Schnitzelsemmel-im-Freibad-Verzehren, sondern beinhartes Training am Beckenrand. Ich muss zugeben: Das hätte ich anders eingeschätzt.

Da nun diese beachtenswerte Statistik vorliegt, uns die vorliegenden Zahlen eines Besseren belehren, scheint der heimische Bierbauch also doch eher genetisch kodiert und nicht antrainiert zu sein. Tatsächlich sind wir in unserem kleinen Land in einigen sportlichen Disziplinen Weltspitze! Skifahren etwa. Oder Skifahren.

Man tut gut daran, uns als Athleten zu klassifizieren. Immerhin finden in regelmäßigen Abständen zahlreiche Großereignisse des Volkssportes statt: Marathonläufe, Maiaufmärsche oder der steirische Genussregion-Triathlon, mit Wein, Bier- und Schnapsverkostung. Bewegung liegt uns also doch irgendwie im Blut. So wie der Alkohol. Das dürfte aber irgendwie zusammenhängen (siehe Skandinavien).

Kleiner Schönheitsfehler: Die Daten beruhen allesamt auf Gesundheitsbefragungen – also Eigenaussagen. Vielleicht hat die Eurostat damit ja etwas ganz anderes erhoben. Nämlich die Ehrlichkeit der Europäer. Dies würde wieder dem Bild entsprechen, das wir aus langjähriger Erfahrung von unseren Schäfchen aus der Ordination kennen: Wenn sie treuherzig beteuern, neben zwei Stunden täglicher körperlicher Ertüchtigung lediglich ein halbes Knäckebrot zu verzehren, kaum zu trinken, nie zu rauchen und den ärztlichen Ratschlägen Folge zu leisten.

Das erklärt natürlich die Ergebnisse der Eurostat-Studie. Und ich dachte schon, ich verstehe die Welt nicht mehr.

Olympische Ärztespiele

Dabei sein ist alles! Zwar existieren eine Reihe sportlicher Bewerbe, in denen Mediziner auch abseits der Operationssäle ihre Kräfte messen, der Bekanntheitsgrad der echten olympischen Ärztespiele (EOÄ) lässt jedoch noch zu wünschen übrig.

Im Schatten vieler großer sportlicher Leistungen stehen Kollegen, die heuer international bei den EOÄ, den echten olympischen Ärztespielen, eine Reihe von Medaillen heimholen konnten. Nun ist an der Zeit, dieses sportliche Ereignis in das Licht der Öffentlichkeit zu zerren, um die Verdienste der heimischen medizinischen Athleten zu würdigen. Dabei stand die Veranstaltung heuer politisch unter keinem guten Stern. Weltweit versuchten Komplementärmediziner den Lauf mit der Infusionsflasche, die im antiken Olympia befüllt wurde, zu verhindern, um auf ihre mangelhafte Anerkennung hinzuweisen.

Sportlich hat sich unser kleines Land wacker geschlagen: So konnten wir in der Disziplin „Weitspucken auf den Kollegen" Silber, in der Königskategorie „Weitspucken auf den Kollegen und Vernadern auf 100 Meter" sogar Gold erzielen. Auch bei den „Null-Bock-Sprüngen" fanden sich unsere Landsleute auf den vorderen Rängen. Ein Wiener Kollege konnte heuer mit 9,69 Sekunden im Bewerb „Verlassen des Krankenhauses nach Dienstschluss" sogar den bisherigen Weltrekord brechen.

In der Para-Kategorie „niedergelassener Bereich" erzielten wir beim „Handstand am Schwebeposten" beachtliche Erfolge. Beim „Diabetiker-Dressurreiten" kam es zwar zu mehreren Abwürfen, dies konnten die jungen Kollegen aber beim „Synchron-Stechen" und „Akten-Gewichtheben" wettmachen. Traditionelle Medizinische Wettbewerbe gingen an China, die Cholesterin-Höchstlatte wurde erneut von den USA übersprungen. Bei den ministerialen Kampfsportarten erreichten wir immerhin einmal Bronze (Katze im Sack-Hüpfen) und zweimal Blech (Freistilringen und Seilziehen).

Nicht ganz so gut konnten wir uns in der Disziplin „1000 Meter Schwimmen gegen den Strom" (ging dieses Jahr an die Iren) behaupten. Auch beim Segeln war wieder kein vorderer Platz zu erlangen, da sich die in Österreich konstruierten Segel nach wie vor mit dem Wind mitdrehen.

Erneut scheiterten sämtliche Teilnehmer am Hürdenlauf, aufgrund der knielangen weißen Mäntel und der Krankenhausschlapfen. Die heuer erstmals beschlossene Regel, den Medaillenspiegel auf ml/dl zu bestimmen, sorgte noch für etwas Verwirrung; unerfreulich waren wieder eine Reihe von Dopingfällen: Als gedopt gelten bei der EOÄ Athleten, die vor dem Wettbewerb weniger als 32 Stunden durchgehenden Dienst versehen. Bereits jetzt trainieren die Österreicher auf die kommenden Spiele in vier Jahren und erhoffen sich Stockerlplätze in den Bewerben „42 Kilometer Dauerraunzen" und „Burn-out-Triathlon". Denn wie bei der Chefvisite gilt: Dabei sein ist alles.

Olympische Patientenspiele

Das Faszinosum, dass all die Disziplinen der Olympischen Winterspiele auch im Krankenhaus existieren, sollte nicht unerwähnt bleiben.

Den Spirit der Olympischen Spiele in die Krankenhäuser zu bringen hat was für sich. Denn da die verschiedenen Sportarten seit Jahrzehnten auch im Spital praktiziert werden, warum soll man dem Kind nicht gleich einen Namen geben und die Athleten in Weiß ein wenig ins Rampenlicht rücken?

Zur Eröffnung gehen die Bediensteten jeder Station im Chefvisiten-Rudel durch das Areal, jede Abteilung trägt die *Olympische Ringer-Lösung* vor sich her.

Jene Kollegen, die mit Vorliebe nicht nur ein Präparat, sondern eine ganze Reihe an Medikamenten verordnen, sind bei den *„notorischen Kombinierern"* ganz vorne dabei. Zudem üben sich jene Ärzte, die sich aus Prinzip weigern, nach Leitlinien zu behandeln, im *Tabletten-Freestyle*.

Eine sehr attraktive Disziplin ist der *Biathlon der Turnusärzte*, die mit den Blutabnahme-Sets über die gebohnerten Gänge schlittern, die Spritze am Patienten anlegen, fünfmal die Vene punktieren, bei Versagen eine Straf-Runde ums Patientenbett robben.

Bei der *Blut-Langlauf-Staffel* wird das Blut wiederum von der Abnahme aus der Vene bis zur Auswertung im Labor auf eine abenteuerliche Reise geschickt. Eine Reihe von Läufern bringt die Röhrchen vom Patientenzimmer über den Stützpunkt, über die Krankenhauskantine, über die nette Parkbank im Grünbereich der Anstalt, über den Raucherhof letztlich in das Ziel. Gewonnen hat, wer am Schluss den am gründlichsten verfälschten Kalium-Wert erreicht.

Von Patientenseite sind *Eishockey* – wenn man im kalten Untersuchungszimmer in gebückter Haltung auf den Arzt wartet – zu erwähnen und der *Slalom der alten Herren,* knapp um die mobilen Infusionsstangen herum. Beim *Patienten-Curling,* der eleganteren Sportart des Eisstockschießens, geht es um den Versuch der Stations-Putzbrigade bei den Aufwischarbeiten, einen zeitgleich über den Gang schlitternden Patienten durch gezieltes Schrubben vor dem Gehgestell möglichst nahe am Schwesterndienstzimmer zum Stehen zu bringen.

Beim äußerst publikumswirksamen *Endoskopie-Cross der Gastroenterologen* treten vier Kollegen im KO-System gegeneinander an, die gleichzeitig mit ihren Schläuchen am Patientenmund starten und im Zieleinlauf Gallengang um den Sieg kämpfen.

Die strengen *Doping-Kontrollen* entlarven übrigens jene Patienten, bei denen trotz Verordnung keine Medikamente im Blut nachzuweisen sind.

Pharma-Olympics

Nicht alles was Doping ist, ist gleich Tour de France. Auch abseits dieses allseits beliebten Pharmazie-Rennens finden sich im Sport zunehmend Indikationsbereiche für bewusstseins- und körpererweiternde Drogen. Die Pharma-lympics sollten bald schon salonfähig werden.

In jüngerer Zeit mehren sich die Hinweise, dass auch einige hoch angesehene Kollegen in die Sportskandale verwickelt sein sollen. Ärzte sollen unanständige Medikamente an Sportler verklickert haben. Klingt moralisch nicht ganz einwandfrei, nur: Wer soll es denn sonst tun? Hat ein Bäcker die entsprechende Qualifikation, so etwas fachgerecht weiterzugeben? Ein evidenzbasiertes Doping sollte unbedingt dem Arzt überlassen werden.

Groß ist der Aufschrei, wenn wieder einmal ein junger, aufstrebender Sportler mit reinem Gewissen und unreinem Blut ertappt wird. So etwas sei kein Sport mehr. Es drängt sich jedoch die Frage auf, ob nicht auch ein zweimonatiges Höhentraining am Himalaja, die täglichen Übungen von chinesischen Volksschülerinnen am Schwebebalken (auch Do-ping genannt) oder der Verzehr von Fruchtzwergen mit der Extraportion Milch vor dem Start einen unlauteren Wettbewerbsvorteil darstellen.

Wie bei der Formel 1, in der zwar der Fahrer unfallfrei fahren sollte, das Hauptaugenmerk jedoch auf dem Tuning der Motoren liegt, wäre es logisch, wenn Läufer zwar die Beine bewegen, der Körper hingegen durch ein geschultes Medizinerteam optimiert wird. So könnte nur der beste Rennstall, bestehend aus Sportler, Arzt, Pharmazeut und Psychotherapeut zu einem Sieg führen. Das wäre ehrlich und würde zeigen, was alles in den tollen Substanzen steckt, müsste man nicht immer drauf schauen, dass nichts nachweisbar ist. Derart könnten in den Pharma-lympics die Profidoper ihr Können zeigen und sämtliche Streckenrekorde binnen weniger Monate brechen.

Zudem lassen sich auch durch orthopädisches Geschick Sehnen verkürzen, Muskel versetzen oder weitere zwei Wirbel einsetzen lassen, um einen Körper für den Stabhochsprung zu optimieren. Da dürfen für die Schwimmer subkutan kleine Luftpolster implantiert, für Boxer eine Knochenplatte vor den Plexus solaris gesetzt oder den Radrennfahrern kleine Elektromotoren in die Hüfte eingebaut werden.

Spätestens, wenn bei der Eröffnung der allseits beliebte „Einlauf des Olympia-Teams" ansteht, weiß man, was die Sportler medizinisch erwartet.

Workout im Krankenhaus – Die Becher-Polonaise

Aus dem Urlaub kommend entdeckt man, dass ein Spital nichts andres ist, als ein all Inclusive-Club ohne Meer. Techniken, die man weltweit zur Zufriedenheit der Touristen einsetzt, sollten daher auch hier funktionieren.

Die Ferien sind vorüber, der Alltag schlägt zu. So ist man versucht, wenigstens ein Stück vom Urlaubsglück hinüberzuretten. Doch die Griechenland-Sandalen lösen sich in den nüchternen Gängen des Krankenhauses langsam von den Füßen des Trägers und auch der Geruch einer aus einer Portion Spaghetti Frutti di Mare herausgetauchten und nun im Ärztekittel mitgeführten Miesmuschel verblasst langsam.

Allerdings kann man aus den fernen Ländern weitaus mehr in die heimischen Gefilde mitbringen, als vergängliche Souvenirs aus Hartplastik oder nicht ganz so vergängliche Geschlechtskrankheiten. Reisen können vielmehr ein Quell neuer Erfahrungen sein. Solche ideellen kulturellen Schätze gilt es zu finden und nach Hause zu nehmen. Auf der Suche nach fremden Sitten und Gebräuchen, dem Ursprünglichen, nach den Wurzeln der Menschheit, findet man – die Animation.

Diese in den Ferienanlagen etablierten Unterhaltungsprogramme, zum Behufe der Kinderverwahrung oder der Führung sich selbst hilflos ausgelieferter Menschen, können als Vorbild für die Leitung von Patienten dienen. Denn eine mit derartiger guter Laune als freiwilliger Spaß getarnte Zwangsverpflichtung ist genau die Motivation, die wir für unsere Arbeit brauchen.

Nie mehr Schwierigkeiten mit der Compliance, kein noch so lascher Patient, der sich nicht von der Fröhlichkeit des „Hospital-Sun-Shine-Teams" anstecken ließe. Das Angebot reicht von der „Liquid Motion" (Unterwassergymnastik) über das „Get-up-for-the-Chief" (den Sprung aus dem Krankenbett in eine stramme Haltung), das „Knee-Begging for Discharge" (dem morgendlichen Nachrobben eines für die Entlassung zuständigen Oberarztes) bis zum Tabletten-Wettessen. Und der Good-Morning-Workout spart Kosten: Zu mobilisierende Patienten bringen ihre Befunde im Lauf- und Hopsaschritt selbst in das Labor. So geht es mit der Urinprobe in der lustigen „Becher-Polonaise" Richtung Keller. Der Blutröhrchen-Staffellauf, bei dem jeder Patient seinem Nachbarn Blut abnimmt und weitergibt, bringt für die Kandidaten wertvolle Punkte und erspart die Einstellung von Jungärzten und -schwestern.

Die Teilnahme am Unterhaltungsprogramm ist natürlich völlig freiwillig, der Ausstieg allerdings nicht.

Eröffnung der Runner's High-Saison

Warum es so hip ist, bei einem der zahlreichen Marathonwettbewerbe anzutreten.

Es gibt gewisse kalendarische Regelmäßigkeiten, die aufgrund der Rotation der Erde um die Sonne, um sich selbst und um das Land Niederösterreich stattfinden. Neben der Tag-Nacht-Gleiche und dem Song-Contest sind es vor allem die zahlreichen Volksläufe, die zu Beginn der warmen Jahreszeit ihre Hochsaison haben.

Tausende von Menschen bevölkern Rundwanderwege und Hauptverkehrsadern, um sich als Menge des schlechten Gewissens für die Stubenhocker mal schneller, mal langsamer in Richtung Ziel zu bewegen. Dafür ist man durchaus bereit, die durchaus stolzen Startgelder zu bezahlen, obwohl man weniger Aussicht darauf hat, am Stockerl zu landen, sondern vielmehr, nach einem Bänderriss am Stockerl zu gehen. Es geht also mehr ums „dabei sein", um den „Event". Man will auch nicht schneller sein, als andere Bewerber, sondern nur schneller, als man selbst (und als der Arbeitskollege).

Laufen hat sich auch imagemäßig in den vergangenen Jahrzehnten deutlich verändert. War es früher die Sportart der ärmeren Schichten, die sich keine Golfbälle leisten konnten, so kostet der durchschnittliche Laufschuh mit atmungsaktiver Turbo-Fresh-Foam-Balance-Zone, geschäumter Pronationsstütze und dynamischer Sohlengeometrie so viel wie die Jahresgebühr für den Golfplatz. Rechnet man noch die nanotechnologisch aufgebesserte ultraleichte Laufbekleidung, die den Schweiß nicht nur absorbieren, sondern diesen auch in ein hochenergetisches isotonisches Getränk aufbereiten kann, die GPS-Pulsuhr, die sportmedizinische Laufanalyse mit Laktatbestimmung und den Personal-Lauftrainer dazu, so kann man sich darum bereits einen ganzen Golfplatz kaufen. Dennoch ist Laufen auf Dauer unterm Strich ein billigeres Hobby, als etwa Kokain, so man nicht unbedingt zum teuersten Laufschuh greift.

In der bewegten Lauf-Geschichte änderte sich weniger der Bewegungsablauf, sondern eher die Semantik. So sagte man früher noch salopp: „Ich geh laufen!" (in der Prä-Bobo-Zeit), dann „Ich geh joggen" (im frühen Aerobic, knapp vor dem Trias und dem Triathlon), schließlich „Ich bin dann mal weg!" (in der Pilger-Ära), bis zu „ich mach dann mal einen Run" (in der Laktat-Epoche), um neuerdings beim „#laufen_voll_swag_bro_YOLO" zu landen.

All das, um in das „Runner's High" zu gelangen, den Zustand eines Gratis-Morphinrausches durch die körpereigenen Botenstoffe. Dazu muss es nicht immer gleich ein Ironman oder ein Marathon sein. Es gibt auch Staffel-, Kurzstrecken- oder Perchtenläufe.

Und für alle Daheimgebliebenen bleibt der Trost, dass einige Läufe auch im Fernsehen übertragen werden und man für einen Langstreckenlauf nicht einmal außer Haus muss. Rund viertausend Mal die Strecke Fernsehcouch-Kühlschrank tour-retour und man hat bereits die Marathondistanz geschafft. Dabei aber nicht auf die sohlengedämpft-dynamischen-Runner's-Schlapfen vergessen.

14

Bezaubernde Mythen rund um Ernährung und Diäten

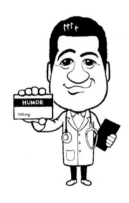

In meiner Jugend waren die Ernährungsempfehlungen noch ganz anders. Kohlenhydrate waren die Basis, auf die man sich die industrielle Margarine strich, Spinat galt als das Nonplusultra des Wachstums und Eier waren zwar erlaubt, aber doch irgendwie gefährlich, sodass bloß die Draufgänger es wagten, mehr als ein Ei in der Woche zu verzehren. Seit damals haben zahlreiche Nahrungsmittel eine beachtliche Karriere von der dunklen auf die helle Seite der Macht vollzogen und umgekehrt. Und möglicherweise sind die Eier von gestern die Chiasamen von morgen. Auf die Frage, was denn nun gesund sei, kann man als Arzt also wie ein Kellner lediglich die „Empfehlung des Tages" abgeben.

Dennoch darf man voraussetzten, dass Grünzeug (Stangenselllerie) vermutlich etwas gesünder sein dürfte als Rotzeug (Stangensalami), Schwarzzeug (Stangenschokolade) oder Braun-Weiß-Zeug (Stange Zigaretten).

Man kann sich das gesunde Leben natürlich ein wenig erleichtern: Statt Weihnachtsgebäck, das von Oktober bis Dezember rund um die Uhr am Küchentisch zur Verfügung steht, kann man auch saisonales Gemüse hinstellen. Rüben und wurmstichige Äpfel sehen nicht nur hübsch aus, sie bleiben auch über. Das hilft beim Abnehmen.

Die Kolumnen in diesem Kapitel spiegeln also die immerwährenden Ernährungsempfehlungen der letzten Dekade wider. Guten Appetit.

© Springer-Verlag GmbH Deutschland, ein Teil von Springer Nature 2018
R. Tekal, *NebenWirkungen,*
https://doi.org/10.1007/978-3-662-57279-5_14

Die Produkte mit dem speziellen Nichts

Wie uns die Lebensmittelkonzerne gesünder, als gesund machen

Nachdem die vorangegangene Kolumne, mit den Diät-Empfehlungen zwischen „no Carb!" und „scho Carb!", auf großes Interesse gestoßen ist, gibt es hier noch einen Nachschlag. Denn die wissenschaftlich fundierten Erkenntnisse zur gesunden Kost sind starken modischen Schwankungen unterworfen und basieren auf den Lebensmitteln, die gerade zur Verfügung stehen.

Dass zwei Menschen aus der Steinzeit tatsächlich zueinander gesagt haben sollen: „Na, machst du auch grad Paleo-Diät?" darf bezweifelt werden. Denn ein einfacher und gewerkschaftlich noch nicht organisierter Jäger und Sammler hätte es schwer gehabt, auf Chia-Samen, Acai-Beeren, Maca-Pulver oder sonnengereifte Datteln zurückzugreifen. Wahrscheinlich war er froh, gelegentlich an einem altersschwachen Kaninchen oder einer altersschwachen Wurzel knabbern zu können, um selber Mitte Zwanzig an Altersschwäche das Zeitliche zu segnen. Hätte er sich damals ausschließlich von „Super-Food" ernährt, könnte man ihn sicher heute noch danach fragen, so alt wäre er damit geworden.

Hippokrates verordnete seinen antiken Patienten weder eine Mittelmeer-Diät noch Moussaka, sondern rief zur Mäßigung auf, zum weitgehenden Verzicht auf Fleisch und der Hinwendung zu Vollkornbrot, Obst und rohem Gemüse (was den für uns bekanntesten Arzt der Antike wahrscheinlich nicht zum beliebtesten Arzt der Antike werden ließ). Den Genuss von Fleischbergen und Stierhoden legte man indes den olympischen Athleten nahe, bis es der Dopingkommission gelang, die Stierhoden im Blut nachzuweisen.

Im 12. Jahrhundert empfahl der jüdische Arzt Maimonides einem Asthmapatienten, Erbsen, Weintrauben, Ente oder alten Käse zu meiden. Deshalb sind diese Zutaten auch nicht im heutigen Asthma-Spray enthalten.

Zum Glück ermöglicht die moderne Lebensmitteltechnologie, all die schlimmen Dinge aus der Nahrung zu kicken, sodass wir verzichtlos alles verzehren können. Dann bekommt das Lebensmittel ein Adelsprädikat: Milch, „frei von" Laktose. Die Zahl der Produkte mit dem gewissen Wenig-Wert nimmt kontinuierlich zu: „fruktosefrei", „glutenfrei", „kentucky-frei-chicken".

Ob die Zahl derer, die Gluten nicht vertragen, tatsächlich so sprunghaft angestiegen ist, oder das Angebot nicht letztlich die Nachfrage steuert, ist fraglich. Denn viele greifen aus Prinzip zu Lebensmitteln, in denen etwas explizit nicht enthalten ist, also Gluten, Zucker, Gene oder Nährstoffe. Mit dem Beisatz „wertvolle Vitamine beigefügt" lässt sich heute kein Gewinn mehr erzielen, sehr wohl hingegen mit einem Aufdruck „wertvolle Vitamine weggelassen".

Auch wenn sich Personen mit Laktoseintoleranz durch den Konsum laktosefreier Milch sicher einiges an Ärger ersparen, saufen ihnen die anderen Konsumenten die Milch weg, in der Annahme, dann noch gesünder zu sein als nur gesund. Und dass selbst auf mancher Mineralwasserflasche der Aufdruck „glutenfrei" zu finden ist, zeigt, dass man Wasser heute auch ohne Brot herstellen kann.

Kalorienzählen

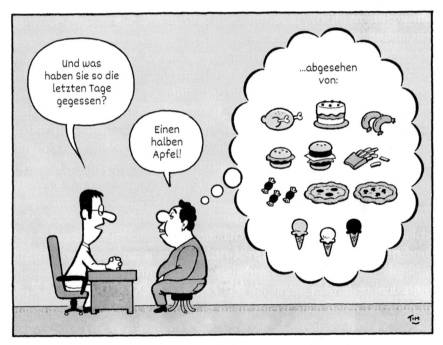

Vertrauensvolle Arzt-Patienten-Beziehung

© Tim Jost

Ärzte müssen auch unangenehme Nachrichten übermitteln.

Eine davon ist es, den stolzen Träger eines stolzen Körpers auf das mitgeführte Übergepäck aufmerksam zu machen. Dies gebieten uns die Leitlinien und so soll es auch geschehen.

Doch seinen anvertrauten Schäfchen schonend mitteilen zu müssen, dass eine Änderung der Lebensgewohnheiten angezeigt wäre, fällt oft schwer. Schließlich muss man damit rechnen, bei derartigen Anliegen erboste Blicke und die Flucht des Patienten zu einem Kollegen, der keine derart indiskreten Forderungen stellt, zu provozieren.

Die einsichtigen Menschen werden uns hingegen an den Lippen hängen, um zu erfahren, auf welche Weise man die überschüssigen Kilos am besten loswird. Vorbildlich, mit eingezogenem Bauch und die Bonboniere unauffällig in die Schreibtischlade schiebend, erweisen wir uns auch in dieser Lebenslage als allwissendes Wesen. Hilfe bieten hier Kalorientabellen, die es gilt, lückenlos auswendig zu kennen. Denn sie zeigen uns unbarmherzig wie Wahlergebnisse in harten Zahlen an, wie sehr man sich abrackern muss, um das Punschkrapferl zu verbrennen.

So soll etwa Nordic Walking – jener Sport, der sich unter „Spazierengehen mit Stock" weitaus schlechter vermarkten ließ – das ideale Tool zur Diabetes- und Hypertoniebekämpfung sein. Bis zu 600 kcal pro Stunde verschlingt diese Bewegungsart. Im Vergleich dazu kommt die in Österreich begehrte Beschäftigung „Liegen auf dem Bett" mit 60 kcal eher mager daher. Die Schlussrechnung, mit 10 Stunden „Liegen" käme man ohnehin auf eine Stunde „Walken" dürfte allerdings einen Denkfehler beinhalten, den ich bislang noch nicht durchschaut habe. Etwas mehr verbraucht der Durchschnittsmensch beim „Fernsehen" mit immerhin rund 100 kcal die Stunde. Diese Tätigkeit darf jedoch nicht zum „Liegen" addiert werden und ist zudem stark abhängig vom gezeigten Programm. Für uns Ärzte von Bedeutung: Beim „Golf" gehen 460 kcal drauf, vorausgesetzt man schleppt sich sein Zeug selber. Beim „Fahren mit dem Golf" sind es jedoch nur 140 kcal. In der Ordination selbst verbrennen wir gerade mal 120 kcal. Wer das Nützliche mit dem Angenehmen verbinden möchte, dem sei „Sex" empfohlen, der auf 400 kcal (aktiv) und 200 kcal (passiv) kommt, was auch immer damit gemeint ist. Und ob die Krankenkassen bereit sind, neben Fitness-Einrichtungen auch Bordelle ins Leistungspaket aufzunehmen, darf bezweifelt werden.

Bewegung ist gut, Kummer bereitet uns jedoch auch die massive Zufuhr an Brennstoffen. Doch auch hier lässt sich eine nette Formulierung finden, wenn man den Patienten erlaubt, die gewohnte Ernährung beizubehalten und lediglich drei Dinge zu meiden: Fett, Eiweiß und Kohlehydrate. So präsentiert sich die drakonischste Maßnahme in durchaus freundlichem Gewand.

Heilendes Potential von Gemüse

Im Gemüse sind mindestens so viele gesunde Sachen enthalten wie in einem Medikament. Doch auch alle anderen Nahrungsmittel haben es in sich. Dieses Potential gilt es wirtschaftlich zu vermarkten.

Kürzlich las ich mit großer Bewunderung an einem Steckerlfisch-Stand den Hinweis „Jetzt mit wertvollen Omega-3-Fettsäuren". Nicht nur finde ich es löblich, dass die Fische neuerdings beschließen, sich mit diesem wertvollen Stoff anzureichern. Es ist auch beeindruckend, wie sich ein Fast-Food- Etablissement um das Wohlbefinden seiner Kunden bemüht.

Der Zusammenhang zwischen Nahrungsaufnahme und Gesundheit ist natürlich keine Neuigkeit, die ungeahnten Möglichkeiten zur Vermarktung der Inhaltsstoffe haben sich aber erst die letzten Jahre herumgesprochen. Und tatsächlich finden sich in den meisten Lebensmittel mehr oder minder gesunde Dinge. Man kauft heute keine „Gurke" mehr, sondern eine „functional Gurke". Denn Inhaltsstoffe sind – in welcher Form auch immer – prinzipiell mit dem Prädikat „wertvoll" zu kennzeichnen. Auch, wenn die Speisen per se nicht so einen traditionell gesunden Ruf haben, wie Spinat oder Lebertran.

Wenn Ketchup für seine antioxidative Funktion gelobt wird und auch der Verzehr einer mit Tomaten bestrichenen, vor Fett triefenden Pizza einen krebspräventiven Effekt hat, weicht das schlechte Gewissen des Essers rasch dem Gefühl, in Wirklichkeit ein bio-dynamisches Heilkraut zu verspeisen. Die bunten Werbefolder von McDonald's zeigen im Prinzip nur gesunde Inhaltsstoffe, aus heimischer Landwirtschaft und schonend mit viel Liebe von einem Mindestlöhner zubereitet. Ja, selbst das kleine Steak ist so wertvoll wie ein kleines Steak. Auch der Würstelstand hat im Prinzip die Funktion eines Wellness–Tempels, dies wurde jedoch werbestrategisch noch nicht ausgeschöpft. Die Burenwurst ist bekanntlich gut für den Leib, das Bier für die Seele, und dass Senf antimikrobiell und cholesterinsenkend ist, braucht nicht extra dazugesagt werden. Jede Schokolade wirkt nicht nur antidepressiv, sondern mit der Extraportion Milch natürlich auch gegen

Osteoporose. Kartoffelchips enthalten kostbare Kartoffeln und das für das Überleben notwendige Salz, und Gummibärchen sind gut für Gelenke, wenn man sie intraartikulär injiziert.

Sollten im schlechtesten Fall die gesundheitsfördernden Inhaltsstoffe nur in Spuren vorhanden sein, geht immer noch der Vermerk „Jetzt mit wertvollen Spurenelementen." So bleibt nach einem opulenten Mal nur zu sagen: „Danke, ich bin dreifach gesättigt!"

Einmal D mit A, C und G paniert, bitte!

Mit der Kennzeichnungspflicht für Allergene bekommt unser Mittagsmenü völlig neue Dimensionen.

Seit kurzem müssen Gastronomen über die Inhaltsstoffe ihrer Speisen Aufschluss geben. Das bedeutet nicht, dass ein Wirt seine Geheimnisse preisgeben muss. Nein, er darf nach wie vor die Konserven in das „hausgemachte Gulasch" leeren oder den frischen „Mohr im Hemd nach Omis Rezept" aus der Fertigpackung nehmen und ihn, aus Mangel an politisch korrekten Alternativen, als „Aufgebackene Tiefkühlmassenware aus einem dunklen Teig, nach der Idee einer Frau mit großmütterlichem Hintergrund" betiteln.

Tatsächlich sorgt die neue Allergeninformationsverordnung für unverpackte Lebensmittel für Aufregung nicht nur in der Gastro-Szene. Denn sie betrifft ja nicht nur Haubenlokale, Mützenbuden oder Kappenbistros. Es geht auch um die vielgerühmte „gesunde Jause", bei der die Eltern Brot oder – Gott behüte uns davor – selbst (!) gemachte Lebensmittel in die Schule bringen. Hier müssen die Inhaltsstoffe auf einen hübschen A4-Zettel zu Papier gebracht und in einem kleinen Referat vor der Klasse zum Besten gegeben werden.

Wer künftig etwas genauer in seine Buchstabensuppe blickt, wird entdecken, dass nur mehr jene Buchstaben zu finden sein werden, die auf Allergene im Suppenpäckchen hinweisen. Dies trägt nicht nur dem Informationsbedürfnis einer kontrollsüchtigen Gesellschaft Rechnung, sondern erfreut auch die Hersteller von Speisekarten und eine Heerschar von Lehrkräften, die schulungsunwilligen Gastwirten erklären müssen, warum R keine Cs besitzen (Anm.: R = Weichtiere; C = Eier).

Nur wenn aus dem Namen der Speise ersichtlich ist, was drin ist, muss der Inhalt nicht unbedingt genannt werden. Doch auch wenn man davon ausgehen kann, dass in Milchreis Milch und Reis oder im Heringsschmaus

Hering und Schmaus enthalten ist, muss etwa in Leberkäse weder Leber noch Käse drin sein und auch im Erdbeerjoghurt sind in den seltensten Fällen tatsächlich auch Spuren von Erdbeeren enthalten. Das ist verwirrend. Enthält eine Speise wie ein Wurstbrot aber glutenhaltiges Getreide, Sellerie und Senf, so müssen die Buchstaben A, L und M angegeben sein. Manche Wirte geben noch ein Scheibchen Brot dazu und dokumentieren: LMAA!

Da sich die Köche an protokollierte Rezepte halten müssen, ist dies mitunter das Ende der spontanen Kreativität. Denn bevor die feine Zimtnote den einen oder anderen Gast ins Nirwana befördert, lässt man es lieber bleiben. Hoffen wir also, dass all diese Verordnungen zumindest einmal einen gröberen Zwischenfall zwischen einem Allergiker und einem Schalentier verhindern helfen. Damit es irgendeinen einen Sinn hat, dass nun nur mehr nach Buchstaben gekocht werden darf.

Um eine Kreuz-Kontaminationen zu verhindern, dürfen natürlich auch keine Teigreste am Schneebesen im Pudding landen. Sonst ist die ganze Verordnung für die Katz. Daher wird empfohlen, den Besen zuvor von einem sterilen Koch abschlecken zu lassen. Man will ja sicher gehen.

Abwehrkraft durch Gulaschsaft

Wir hören es regelmäßig in den einschlägigen Werbungen: Über 70 % unserer Immunabwehr befindet sich im Darm. Das bedeutet: Bei sieben von zehn Menschen ist das Immunsystem im Arsch.

Das Immunsystem ist schon eine zweischneidige Sache. Es schützt uns einerseits vor grässlichen Infektionen, der Vogel-, Schweine-, und Weihnachtsgrippe, andererseits spielt es verrückt, zerstört unsere Gelenke oder verpasst uns eine Allergie, von der selbst die Urenkelgenerationen der Hausstaubmilben noch ihren staunenden Nachkommen berichten werden.

Wenn sich nun die letzten sommerlichen Tage in den Süden verabschieden und die Herbstdepression anklopft, dann wird es wieder einmal schwach, unser Immunsystem. Und wenn es mal schwach ist, dann sind wir völlig ungeschützt gegenüber Keimen oder Vorgesetzten. Oder noch schlimmer: Gegenüber den Keimen unserer Vorgesetzten.

Und so pilgern die Heerscharen von Menschen mit geschwächtem Immunsystem in unsere Ordinationen und bitten um eine milde Stärkung. Bereits unsere Großeltern wussten darüber bestens Bescheid und überforderten uns regelmäßig unaufgefordert mit weisen Tipps aus der guten alten Zeit: War Omi mit ihrem heißen Holunderblütensirup und den warmen Socken noch auf Kuschelkurs, war Opi überzeugt, dass sein Überleben in Russland ausschließlich davon abgehangen hatte, täglich im Eiswasser gebadet zu haben. Da diese Variante bei den Enkerln (und auch bei Omi) nicht auf allzu große Gegenliebe stieß, war Opi meist verärgert und schob das schwache Immunsystem der Jungen auf die Verweichlichung durch warmen Socken.

Der bei Kurgästen bis heute gefürchtete Pfarrer Kneipp hatte da auch nicht ganz unähnliche Gedanken. Einfacher und zeitgemäßer ist es heute, statt der körperlichen Stählung einen Zaubertrank in Form eines gezuckerten Joghurts im Wegwerffläschchen zu sich zu nehmen. Oder auf eines von vielen funktionellen Lebensmitteln zurückzugreifen, die ein gestärktes Immunsystem versprechen: Milch, Cola oder Überraschungseier.

Jede Bratwurst stärkt, aufgrund der heute zum Glück völlig entschlüsselten Inhaltsstoffe, die Abwehrkräfte. Auch die Zuckerl, die uns Kinder damals noch als „ungesunder Schmarrn" abspenstig gemacht wurden, sind heute mit wertvollen Vitaminen versetzt. Gesetzlich gibt es hinsichtlich immunologischer Stärkungsmittel kaum Grenzen, man kann höchstens Immun-Recht sein.

15

Nebel des Grauens: Rauchen

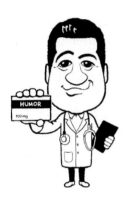

Vom Smoker's Paradise bis hin zur Zigaretten-Prohibition ist es oft nur ein Gesundheitsminister. Hier exemplarisch zwei der zahlreichen Kolumnen, die sich dem heißen Thema des gesundheitlichen Ungehorsams widmen.

Rauchen auf Österreichisch

Das vieldiskutierte Anti-Raucher-Gesetz stellt die Gastronomie immer wieder vor neue Herausforderungen. Doch in Österreich wird bekanntlich nichts so heiß geraucht, wie es angezündet wird.

So richtig zufrieden mit dem halbherzigen Nicht-Gesetz ist eigentlich keiner. Weder die Ärzte noch die Minister, auch nicht die Wirte, die Raucher und schon gar nicht die Nichtraucher. Eigentlich eine klassische Lose-Lose-Situation. Immerhin will der Kanzler strenger kontrollieren. Persönlich.

© Springer-Verlag GmbH Deutschland, ein Teil von Springer Nature 2018
R. Tekal, *NebenWirkungen,*
https://doi.org/10.1007/978-3-662-57279-5_15

Eine andere Vorgehensweise wäre auch nicht denkbar, denn ein EU-Rauchverbot kann es hierzulande, so Rechtsexperten, aus verfassungsrechtlicher Sicht gar nicht geben. Schließlich ist schon im Österreichischen Staatsvertrag das immerwährende Rauchen verankert.

Und da sich die Mehrheit der Österreicher nun gar nicht so negativ gegen das Rauchen an sich ausgesprochen hat, wird wohl noch einige Jahre dahingewurschtelt. Dabei wurschteln vor allem vier Parteien: Die Raucher, die Nichtraucher, die Wirte und die gestrengen Überwacher.

Es scheint die Quadratur des Kreises zu sein, hier alle Beteiligten zu befriedigen. Der Raucher will seine Freiheit, der Nichtraucher seine Luft, der Wirt seine Gäste und der Überwacher sein Geld. Für eine Win-Win-Win-Win-Situation gäbe es mehrere Lösungsansätze:

Zum einen steht das *generelle Rauchverbot* im Raum, wie es die EU vorsieht. Das wird wohl früher oder später kommen. Ob dann tatsächlich nur die Nichtraucher davon profitieren oder ob selbst frierende Raucher die freie Natur zu schätzen wissen, auch qualmfreie Lokalbesitzer und reiche Überwacher glücklich sind, bleibt abzuwarten.

Variante zwei: *Rauchen wird Pflicht.* Auch für Nichtraucher. Dann erübrigt sich die Debatte. Gewinner wären in diesem Fall, neben den Herstellern pharmazeutischer Produkte gegen COPD und Krebs, die Wirte und die Raucher. Verlierer sind die Überwacher. Es sei denn, sie überwachen, ob auch die Kinder am Schulklo geheim nicht rauchen.

Variante drei: *Die strikte Trennung.* Aus Gründen der Gleichbehandlung müssen aber dann auch wirklich alle Interessensgruppen sauber voneinander getrennt werden: Hier die Raucher, dort die Nichtraucher, jeweils in einem eingezäunten Landesteil. Ein Areal nur für Wirte. Und ein Areal nur für Überwacher. Keiner kommt sich dabei in die Quere. Größte Verlierer: Wirte, die sich nur mehr gegenseitig aufsuchen können, und Überwacher, die einander überwachen.

Bleibt also als vierte Option nur mehr die *Österreichische Wischi-Waschi-Variante.* Dann sind wenigstens alle unzufrieden. Und das hat doch irgendwie bei uns Tradition.

No Country for Old Marlboro-Man

Einige Vorsätze für das neue Jahr könnten heuer tatsächlich eingehalten werden – mit erheblicher Hilfe von außen und nicht immer ganz freiwillig: Wer etwa mit dem Rauchen aufzuhören will, findet Unterstützung in restriktiven Gesetzen und im Imagewandel.

Der Marlboro-Mann gilt längst nicht mehr als Inbegriff der Coolness. Heute hat ihm der breit grinsende Fitness-Coach mit zwei Nordic-Walking-Stöcken in den Händen und einem Stock im Hintern den Rang abgelaufen. Die Menschen möchten die frische Luft genießen und den Geruch der Feinstaubpartikel in der Großstadt ohne störendes Nikotin wahrnehmen. Auch in Lokalen, in denen früher der blaue Dunst den Ton angab, lichtet sich der Nebel. Die Gäste müssen sich erst daran gewöhnen, einander beim Gegenübersitzen auch zu sehen.

Tatsächlich fristen die Raucher heute ein trauriges Dasein, und für den herbeigesehnten Lungenzug müssen im Winter vor dem Beisl Erfrierungen dritten Grades in Kauf genommen werden. Nun darf nicht mal mehr in Lokalen geraucht werden, die traditionell viele Raucher beschäftigen: Den Spitälern.

Denken wir wehmütig zurück an die guten alten Zeiten, als der Primar auf der Lungenabteilung bei der Visite nachdenklich an seiner Pfeife zog, der Anästhesist seine Lässigkeit im Umgang mit dem Sauerstoffgerät durch die Zigarette im Mundwinkel demonstrierte und die jungen Turnusärzte nicht nur die Infusionsflascherl, sondern auch die Joints kreisen ließen. Eine Facharztstelle war nicht zu bekommen, ohne sich gemeinsam mit dem Abteilungsvorstand eine fette Havanna oder eine Shisha reinzuziehen. Wo sind diese Zeiten, als man gemütlich im Ärztedienstzimmer (vormals Raucherkammerl) einen Hauch von Café Hawelka erleben konnte?

Im Raucherparadies Österreich besteht zugegebener Maßen Handlungsbedarf. Nur, die Gemütlichkeit auf den Stationen wird wohl auf der Strecke bleiben. Heute stehen in den ehrwürdigen Krankenanstalten medizinisches Personal und Patienten vor den Eingängen der Pavillons, um ein wenig frische Luft aus der Packung zu inhalieren. Und bald schon wird jeder Raucher verpflichtet sein, neben seinem Raucherbein auch ein Bein zu besitzen, das einen Nichtraucherbereich darstellt, örtlich getrennt vom Raucherbein.

Die Jammerei der Nikotinjunkies ist heute lauter denn je. Als Arzt überlege ich daher natürlich, welche alternative Möglichkeiten es für die Raucher geben kann. Dabei ist mir eine im Trend liegende Annehmlichkeit ins Auge gestochen, die gesund ist, entspannt, auch 7 Minuten dauert und das soziale Miteinander fördert: Der klassische Einlauf.

16

Weltreligion Sicherheit

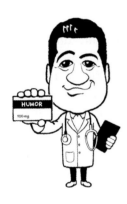

In Österreich sollen fast 2000 Personen als Folge von Behandlungsfehlern im Krankenhaus versterben. Europaweit sind es jährlich 200.000 Patienten, die die Nebenwirkungen ihrer Medikamente nicht überleben. Im Vergleich zu den ausgewilderten Wölfen und Bären, durch die im öffentlichen Raum in Mitteleuropa gerade mal Null Personen ums Leben gekommen sind, ist die Gefährdung durch Ärzte nicht zu unterschätzen. Zugegeben, Wölfe und Bären können nicht heilen und kommen daher kaum in Verlegenheit, etwas zu verbocken.

Weil die Gesellschaft jedoch nach Sicherheit strebt, darf so etwas nicht passieren. Wie auch alles andere, was durch entsprechende Sicherheitsmaßnahmen vermeidbar wäre, nicht passieren darf. So schützt man die Menschen heute nicht mehr vor Gefahren von außen, sondern vor sich selbst. Was eine ungleich schwierigere Herausforderung ist.

Irren ist ärztlich

Bewährte Instrumente aus anderen Sparten, wie das in der Luftfahrt gängige Fehlermeldesystem, halten Einzug in die Medizin.

Es gibt Berufsgruppen, die – bei allem medizinischen Statusgehabe – sogar wir männlichen Ärzte geil finden. Dazu gehören etwa Profigolfer,

© Springer-Verlag GmbH Deutschland, ein Teil von Springer Nature 2018
R. Tekal, *NebenWirkungen,*
https://doi.org/10.1007/978-3-662-57279-5_16

Spitzenköche und Piloten. Gerne würde man daher auch einige Teilbereiche aus diesen Disziplinen in die Medizin integrieren. Etwa den Turnusarzt als Caddie zu verwenden, wenn der Primar bei der Chefvisite über die 18-Betten-Abteilung von einem Abschlag zum Nächsten spaziert. Leider noch eine Zukunftsvision. Auch die Spitzenküche hat sich in den Krankenanstalten noch nicht zu hundert Prozent etabliert.

Allerdings finden Dinge, die aus der Luftfahrt kommen, heute bereits großen Anklang im klinischen Alltag. Vielleicht reden viele Mediziner, wenn sie ihre Patienten aufklären, deshalb auch so übertrieben lässig und nuschelnd wie ein Pilot bei der Durchsage der Flughöhe.

Ein aktuelles Beispiel ist die Einführung des Fehlermeldesystem CIRS in die Medizin. Dabei ist für Ärzte ein Umdenkprozess nötig, dass man nicht nur aus dicken Lehrbüchern, sondern auch aus Fehlern lernen kann. Die Piloten wissen das schon lange. Vielleicht sind sie deshalb ja so cool. Vielleicht liegt es aber auch nur an der Sonnenbrille.

In der Luftfahrt wird jeder Irrtum akribisch untersucht, um ihn in Zukunft zu vermeiden. Wenn also einem Flugzeug auf halbem Weg zwischen Wien und New York der Treibstoff ausgeht, weil der Pilot der Ansicht war, dass in den USA das Kerosin um 2 Cent billiger gewesen wäre und er deshalb in Österreich nicht vollgetankt hat, so ist dieser Fehler vermeidbar.

Auch in der Medizin lassen sich gängige Irrtümer mit einem derartigen System eliminieren: Wenn es etwa in einem Vierbettzimmer drei Patienten mit Nachnamen Mayer und einen Patienten mit Nachnamen Maier gibt, so empfiehlt es sich, nicht den erstbesten Mayer in den OP zu schieben, um ein Bein zu amputieren. Mit CIRS wird der Irrtum schon nach der ersten im Operationssaal zurückgebliebenen gesunden Gliedmaße analysiert. Die Lösung wäre, Patienten künftig in Krankenzimmer für linke und rechte Beine zu sortieren.

So wie Neugeborene und deren Mütter heute schon mit bunten Armbändchen ausgestattet werden, um Verwechslungen zu vermeiden, sollten auch Patienten und deren betreuenden Ärzte mit solchen Bändern ausgestattet werden. Und ein lustiger Pumuckl-Aufkleber auf der Vorderseite der Röntgenbilder könnte das falsche Aufhängen am Schaukasten verhindern. Simple Maßnahmen für simple Gemüter.

Dazu muss man sich aber erst einmal eingestehen, dass selbst Ärzte fehlbar sind. Und von dieser Erkenntnis ist man oft Flugmeilen entfernt.

Schutz geht über Knigge

Die eigene Sicherheit sollte uns allen ein Anliegen sein. Vor allem, wenn es darum geht, Dreck, Keimen und all dem Übel in dieser Welt auszuweichen. Dabei kann die Höflichkeit auch ruhig ein wenig auf der Strecke bleiben.

Wie uns die Hygieniker seit Jahren glaubhaft vermitteln, treffen bei einer Infektion wache Erreger auf übermüdete Wirte. Sie berichten dabei noch von weiteren Unterscheidungen: Ein Zwischenwirt, also jene Gaststätte, die zum „Vorglühen" auf das abendliche Besäufnis besucht wird, ist vom Endwirt, jenem Beisl, das zum „Abstürzen" besucht wird, zu differenzieren. Mitunter werden die Erreger öffentlichen Ärgernisses oft von der polizeilichen Immunabwehr in Gewahrsam genommen. Dass wir diese und ähnlich geartete Gleichnisse schon im Medizinstudium nie begriffen, zeugt von der Komplexität der Materie.

Die Zahl der Erreger gering zu halten, scheint jedoch irgendwie logisch. Namhafte Kollegen von der Infektionsfront geben hierzu gute Ratschläge, wie man dies bewerkstelligen und so die Übertragung grässlicher Erkältungskrankheiten verhindern kann.

Das Niesen in die Handfläche mag dem Niesen ins Gesicht eines nahestehenden Menschen vorzuziehen sein. Doch das genossene Sekret in der Hand ist nun bereit, seinen Weg in die Hand eben dieses nahestehenden Menschen zu nehmen. Deshalb wird empfohlen, in den Ärmel zu niesen. So werden nur diejenigen Menschen mit unseren Keimen beglückt, die wir umarmen.

Wie weit man hier gehen möchte, wird sich gesellschaftlich zeigen. Wenn man die Knöpfe des Fahrstuhles sicherheitshalber mit den Knöcheln, statt den Fingerspitzen berühren oder die Haltegriffe der U-Bahn nur mit ärmelgeschützter Hand umfassen soll, fällt das vielleicht noch unter private Schrulligkeit. Doch wenn aus Hygienegründen selbst vom Handschlag zur Begrüßung abgeraten wird, stellt dies hinsichtlich neurotischem Sauberkeitsdrang selbst den seligen Herrn Jackson in den Schatten.

Hier wird dem Keim aus dem Reich der Mikroben zwar der Nährboden entzogen, im gleichen Zug jedoch der Keim der Missgunst gesät. Ich stelle mir schon die entsetzten Meldungen der internationalen Presse vor, das wirtschaftliche Embargo und die Ächtung durch die UNO, wenn unser Herr Bundespräsident, gebrieft durch die heimischen Infektiologen, dem ausländischen Staatsgast den Handschlag verweigert und seinen Kopf demonstrativ angeekelt zur Seite wendet.

So ist es eine Gratwanderung zwischen Schutz und Knigge. Doch von Höflichkeit können wir uns nichts kaufen. Das wissen auch viele Ärzte im Krankenhausbetrieb, die ihren Patienten aus Prinzip weder die Hand reichen, sie ansehen oder gar mit ihnen reden. Sie sind dabei keineswegs unhöflich. Einfach nur hygienisch.

Gefährlicher Arbeitsplatz

Laut Statistik Austria sind drei Viertel aller Erwerbstätigen der Meinung, an ihrer Arbeitsstätte zumindest einem Gesundheitsrisiko ausgesetzt zu sein.

Es gibt sichere und weniger sichere Arbeitsplätze. Meist kennt man das Berufsrisiko. Doch während man beim Job auf einer Ölplattform in der Nordsee dafür auch Gefahren- und sonstige Zulagen bekommt, gehen Mitarbeiter einer Nordsee-Filiale diesbezüglich leer aus.

Dennoch sind die Gefährdungen nicht immer so offensichtlich. In meiner Ausbildungszeit auf der Kardiologie lag das größte Gesundheitsrisiko bei einem ausgelösten Herzalarm – weniger beim betroffenen Patienten, sondern bei all jenen jungen Kollegen, die mit ihren Töfflern über die Treppen stolperten, um bei diesem akuten Ereignis helfen zu können oder zumindest einen guten Platz zu ergattern.

Es kann auch sein, dass sich etwa ein Stuntman, nachdem er unbeschadet mit dem brennenden Auto über eine Klippe gerast ist und von einem nachfolgenden Betonmischer eingemauert wurde, beim Abhängen den Daumen im Gurt einquetscht und für drei Wochen in den Krankenstand muss.

Feldherren starben oft gar nicht am Schlachtfeld, sondern im Bett, da sie von der Syphilis – die sie sich ebenfalls dort und nicht am Schlachtfeld geholt hatten – nicht mehr genesen konnten. Die Geschichtsschreiber agieren hier meist gnädig, wenn es darum geht, die Reputation einer historischen Persönlichkeit nicht durch ein paar peinliche Entgleisungen zu zerstören.

Tatsächlich sind es weniger die spektakulären Unfälle in der Arbeitswelt, die das Gros der Beschwerden ausmachen. Man kann sich schließlich auch an einem Stück Papier eine böse und schmerzhafte Schnittwunde an der Hand zufügen oder seinen kleinen Finger unabsichtlich in eine Krankenakte heften. Es soll sogar Zeitgenossen geben, die es zustande bringen, sich an einer Kugel zu schneiden.

Laut der Europäischen Arbeitskräfteerhebung sind es meist – ganz unspektakulär – verspannte Nacken, schmerzende Rücken, schlechte Augen, Stress, Burn- und Boreout und andere Brandverletzungen, die den Job so gefährlich machen.

Menschen, die im Gesundheitssystem arbeiten, daher theoretisch tag-täglich durch spitze Skalpelle, Nadeln oder Bemerkungen verletzt werden könnten, die in Gefahr laufen, sich mit HIV, Ebola oder Colibakterien (von dem im Nachtdienst mitgebrachten Döner) zu infizieren, die bei der obligatorischen Zigarette nach der Operation neben der Sauerstoffflasche explodieren könnten – für all diese Menschen stellt die größte Gefahr am Arbeitsplatz die psychische Belastung dar. Mit 50 Prozent liegt sie weit über jener anderer Berufsgruppen.

Erinnern wir uns daher an jene Zeiten, in denen gut gelauntes und braun gebranntes Krankenhauspersonal in dieser Klinik im Süden Deutschlands die gut gelaunten Patienten versorgte. Vielleicht braucht die Welt etwas mehr Schwarzwald, etwas weniger Klinik, etwas mehr Berg und etwas weniger Doktor, etwas mehr Room und etwas weniger Emergency. Für alle Beteiligten.

Zuviel des Guten

Neben der viel kritisierten medizinischen Unterversorgung rückt die Überversorgung zunehmend in den Fokus der Aufmerksamkeit

Geht es nach unseren US-amerikanischen Freunden, so gilt das Motto: „Too much is just enough". Die Größe des Steaks, die Anzahl der Kleinkalibergewehre im Kinderzimmer, die Höhe der Mauer zu Mexiko, die Menge der Haarfärbemittel auf amtierenden Staatsoberhäuptern. Es kann nie genug sein. Größe ist ein Zeichen von Größe und hat man seine Größe verloren, so möchte man alles wieder „great again" machen.

Die Österreicher scheinen sich hingegen nach kleineren Strukturen zu sehen. Man blickt skeptisch auf „die da oben" vom Bund, „die da drüben" von der EU oder „die da unten" von Urlaubsländern, die plötzlich zu

Krisengebieten werden. Nichts ist mehr so einfach und überschaubar wie früher. So schwärmt man von kleinen, regionalen Bauern und Handwerkern, auch wenn man in letzter Instanz die günstigeren Tomaten aus Spanien und die billigeren schwedischen Möbel aus traditionell chinesischer Massenfertigung (TCM) vorzieht. Schließlich muss man schauen, wo man bleibt.

Auch im Gesundheitswesen schwört man auf lokale Produkte, wie einen saisonalen Hausarzt aus der Region und beäugt mit Sorge die Zusammenlegung kleiner Krankenhäuser zu Schwerpunktkliniken, womöglich noch in ein feindliches Bundesland hinüber. Hierzulande scheint „small" tatsächlich „beautiful" zu sein.

Dennoch verständlich, dass die heimische ärztliche Standesvertretung mit Slogans wie „weniger ist nicht mehr" zu verstehen geben will, dass man mit einem halben Stethoskop nicht doppelt so gut hören kann. Der Umkehrschluss, dass „mehr mehr" ist, muss indes nicht zwangsläufig stimmen. Denn auch wenn ein Stethoskop mit vier Ohrstöpseln ausgestattet ist, kann das selbst einen multitaskingfähigen Arzt überfordern.

Nichtsdestotrotz wird in der modernen High-Tech-Medizin eher geklotzt denn gekleckert. So harmlos kann ein banaler Schnupfen gar nicht sein, dass man nicht fürchtet, ohne Ganzkörperscan, Genanalyse und funktioneller MRT eines einzelnen Flimmerhärchens eine gefährliche Spielart der Infektion zu übersehen.

Angst ist also ein wesentlicher Motor, der die Behandler zum diagnostischen XXL-Paket greifen lässt. Das gute, alte und vor allem billige Bauchgefühl, das uns für den Großteil unserer Patienten bloß ein wenig Ruhe, Tee und Hühnersuppe als ausreichende therapeutische Maßnahme empfiehlt, hat schließlich keine Ahnung von klagefreudigen Patienten mit ihren findigen Rechtsanwälten.

Hinzu kommt, dass kaum ein Patient bereit ist, sich mit einer derart billigen Behandlung abspeisen zu lassen. Da müssen es schon Ruhe-„forte", Tee-Infusion und mikroverkapselte Nano-Hühnersuppe sein. Auch wenn alles letztlich ungebraucht im Nachtkästchen verschwindet.

Denn in Wirklichkeit möchte man seinem Körper ja zutrauen, mit einem harmlosen Schnupfen auch ganz alleine fertigzuwerden. Um die Medizin also „great again" zu machen, müsste sie vielleicht wieder ein wenig „small again" werden.

17

Krank Vor-Sorge

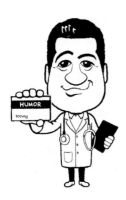

Früherkennung und Vorsorge sind jene Maßnahmen, die uns in der Sauren-Gurken-Zeit der Epidemien die Butter aufs Brot bringen. Ob man jedoch tatsächlich mit Vorsorgemaßnahmen ein längeres Leben erzielt, ist nicht unumstritten. Denn so mancher Patient ist am Weg zur Darmspiegelung über die Bordsteinkante gestürzt.

Männer als Vorsorgemuffel

Männliche Österreicher sind „Vorsorgemuffel". Dies bedeutet nicht zwangsläufig, dass alle Männer Draufgänger sind. Vielmehr verfehlen die derzeitigen Kampagnen zur Prävention das Ziel Mann meilenweit. Hier einige Verbesserungsvorschläge:

Die Frau ist, statistisch gesehen, gesundheitsbewusster als der Mann. Während die weibliche Bevölkerung die Vorsorge durchaus ernst nimmt, geht ein gestandener Y-Chromosomenträger frühestens eine Woche nach

© Springer-Verlag GmbH Deutschland, ein Teil von Springer Nature 2018
R. Tekal, *Neben Wirkungen*,
https://doi.org/10.1007/978-3-662-57279-5_17

durchlittenem Schlaganfall und herunterhängendem Mundwinkel zum Arzt, um sich einmal kurz anschauen zu lassen.

Prävention ist anscheinend unmännlich. Vor allem, wenn die Vorsorge als „gesundheitliche Standortbestimmung" oder „Orientierungshilfe" umschrieben wird. Denn welcher Mann fragt nach dem Weg? Kein halbwegs testosterongesteuertes Wesen wird, selbst nach zweistündiger Irrfahrt durch eine fremde Stadt, Hilfe in Anspruch zu nehmen. Ein Mann ist ein Mann ist ein Mann und ein Mann weiß Dinge eben. Auch die Dinge, die er nicht weiß.

Zwar wird zunehmend Werbung für die Vorsorgeuntersuchung gemacht. Allerdings gehen Slogans der Preisklasse „Vorsorge – Juhu, ich bin dabei", „Mein Körper und ich" oder „Harmonie mit meinem Blutbild" völlig an dieser Zielgruppe vorbei.

Wenn man den „Gender" schon bemüht, dann sollte man auch wissen, wie Mann tickt. Und da Vorsorgeuntersuchungen ein gewisses Warmduscher-Image besitzen, ist es wichtig, dieses Angebot auch für eiskalte Kerle attraktiv zu gestalten. Frei nach Uncle Sam könnte man die männlichen Rekruten in gebrochenem Englisch mit „We Want You for Give-your-Arm-Me" zur Blutabnahme überreden. Oder man verteilt nach vollbrachter Untersuchung Leibchen mit „I did the Colonoscopy", die mit stolz geschwellter Brust bei den Arbeitskollegen vorgezeigt werden können.

Und wer wirklich Erfolg haben will, muss die Männer dort abholen, wo sie sich befinden: Im Auto. Denn während Frauen in kritischen Lebenssituationen die beste Freundin im Schlepptau haben, nimmt der Mann meist sein Fahrzeug zur Hilfe. Und so sollte man Mann und Auto gleichzeitig zur Untersuchung bitten.

Die Drive-in-Vorsorge wäre ein gangbarer Weg: Nettes medizinisches Personal punktiert durch das geöffnete Seitenfenster die Armvene; für weitere Körperflüssigkeiten gibt es für Zigarettenanzünder geeignete Adapter. Das simultane Blut- und Reifendruckmessen besiegelt die wahre Männerfreundschaft. Neben dem Body-Mass-Index kann auch die Car-Man-Ratio zur Evaluierung des Selbstwertes, unter Verwendung der Parameter Hubraum und Körpergröße, bestimmt werden. Sind Hämoccult und Abgaswerte unauffällig, so werden die Probanden mit heißer Apfeltasche und Unterbodenwäsche belohnt. Liebe Vorsorgewerber: Ihr müsst noch viel lernen über Männer und deren Gestell!

Bewusstseinsbildung und Awareness-Kampagnen

Die Kennzeichnung von gängigen Produkten hinsichtlich ihrer medizinischen Wirkungen kann das Gesundheitsbewusstsein der Bevölkerung steigern.

Spektakulär sind die Versuche der medizinischen Fachgesellschaften, die Patienten dazu zu bewegen, bewusster zu leben. Der Ideenreichtum kennt da kaum Grenzen: Vom phallischen Urolisken bis hin zur begehbaren Prostata – das hat gewagten Stil. Auch der Hinweis, mindestens fünfmal täglich mindestens fünf unterschiedlich färbig gespritztes Obst aus fünf unterschiedlichen Kontinenten zu verspeisen, ist eine einprägsame Botschaft. Und doch sind dies nur kleine Inselchen der Vernunft.

Es groß angelegter Masterplan könnte unser Land in eine „Disney-World der Awareness" verwandeln. So wie man heute nicht mehr ein Warmbad, sondern eine Erlebnistherme aufsucht, nicht mehr im Winter die verschneite Forststraße hinunter rodelt, sondern die Power-Downhill-Märchenstrecke benutzt, lassen sich auch Botschaften zur Gesundheit wunderbar über Zusatzinformationen und etwas melodischere Namen vermitteln.

Man borgt sich heute kein Ruderboot auf dem Schlossteich aus, sondern benutzt den „Cardio-Training-Waterslider" für das romantische Picknick am See. Elektroboote stehen als „Anti-Cardio-Training-Ships for Losers" in Misskredit.

Tanzkurse tragen die Zusatzbezeichnung VTT (Vascular Tango Training) oder werden als Smooth Tissue Endothel Protect Dancing (STEPP-Tanzen) angeboten. Schuhgeschäfte verkaufen keine langweiligen Fußbekleidungen mehr, sondern ergonomisch geformte Walking-Trainers mit Barefoot-Simulation-Technology (kleine eingearbeitete spitze Steinchen in der Sohle vermitteln das authentische Gefühl des bloßfüßigen Gehens). Selbst die Schnürbänder finden als „Stretching Tools" für das Training der langen Rückenmuskulatur beim Schuhebinden Verwendung.

Hier ist Tiefstapelei nicht angebracht: Jedes Produkt ist der Gesundheit dienlich. Letztlich traut sich kein Joghurt-Hersteller, ein Produkt auf dem Markt zu bringen, das nicht den Hinweis auf die berauschende gesundheitsfördernde Wirkung trägt. So ist heute jedes Erdbeer-Joghurt zumindest ein Power-Calcium-Shot, der auch „garantiert zumindest neben einer Erdbeere gelagert wurde". Der Orangensaft ist das Smoothie mit den wertvollen „Vitaminen aus dem Orient und dem Anti-Oxidant".

Mit all diesen Zusatz-Features werden die Dinge natürlich teurer. Denn nur dort, wo „Health" draufsteht, ist auch „Gesundheit" drinnen.

Aufgeklärt!

Über die Wirksamkeit medizinischer Awareness-Kampagnen

„Aufklärung" ist ein Begriff, der nicht nur unsere Geschichtslehrer in erotische Stimmung versetzt, sondern sich auch in meinen Jugendtagen in Form von Dr. Sommer größter Beliebtheit erfreut hat. Mittlerweile übernimmt das World Wide Web die Aufgabe, unsere Kinder umfassend darüber zu informieren, dass die menschliche Fortpflanzung mit dem Sex der Bienen nur wenig gemein hat, und Blumen höchstens im Vorfeld als Mittel zum Zweck Verwendung finden.

In der Medizin geht die Aufklärung längst schon über die Grenzen der zwischenmenschlichen Intimitäten hinaus. Wir klären über Erkrankungen auf, starten Kampagnen und stärken die Awareness, also die Achtsamkeit, da die meisten Mitbürger ja bekanntlich völlig achtlos durch das Gesundheitswesen stolpern.

Doch wie weit haben uns unsere Kampagnen wirklich gebracht? Natürlich werden die eigenen Bemühungen der Initiatoren stets gelobt, man hätte es geschafft, das „Wimmerl am Hintern" endlich zu enttabuisieren, man würde heute darüber sprechen und informiert sein, und dies sei ausschließlich den Bemühungen der „Gesellschaft für Wimmerlologie" zu verdanken. Auch wenn man auf den tausenden Stickern mit dem Aufdruck „Wimmerl", die man sinniger Weise am Heck seines Autos anbringen sollte, sitzengeblieben ist und die PR-Aktion eigentlich für den Arsch war.

Denn befragt man den Durchschnittsbürger, so hat der nach wie vor keinen Schimmer, wie so ein Wimmerl überhaupt an einen Hintern gelangen kann, ob dieser Zustand lebensbedrohlich, ansteckend oder gar nützlich ist, und warum man nun regelmäßig seinen Lebenspartner am verlängerten Rücken etwas genauer ansehen sollte.

Es ist wie mit den Nachrichten im Fernsehen. Um zu erklären, wo denn nun diese Bombe hochgegangen ist, gibt es gleich eine kleine Nachhilfe in Geografie, man zeigt uns kindgerecht in bunten Farben, wo die Hauptstädte von Syrien, dem Libanon, Moldawien oder Burkina Faso liegen. Man erläutert in hübschen Bildern und einfachen Grafiken, wie es zu einer Bankenkrise kommen konnte. Und auch die nette Dame vom Wetter doziert geduldig, was es mit einer Hochdruckbrücke auf sich hat. Wie ein Schwamm saugen wir die Informationen in uns auf, um nach wenigen Minuten nicht mehr genau zu wissen, wie eine Hochdruckbrücke in Syrien eine Bankenkrise ausgelöst haben könnte.

Bedenkt man, wie wenig bei ganz profanen Erklärungen von Mechanikern, Juristen, Pfarrern oder Wurstverkäufern in unseren Gehirnen hängenbleibt, dass wir auch nach Dutzenden von Jahren überlegen müssen, ob man bei der Sommerzeit die Uhr nun vor- oder zurückdreht, sollten wir auch von unseren Patienten nicht allzu viel medizinisches Know-how voraussetzen.

So müssen wir eben jedes Mal aufs Neue erklären, dass man sich am Cholesterin nicht anstecken kann, Gürtelrosen keine Dornen haben und ein Milzbrand kein Schnaps ist.

Immerhin lebt eine ganze Population von Medizinjournalisten von der Flüchtigkeit des Wissens, sodass man mit jeder Ausgabe alte Hüte als Neuigkeit präsentieren kann.

Nebenwirkungen ohne Reue

Nur wer richtig sündigt, kann sich in Reue üben. Diese wiederum ist Voraussetzung für die ärztliche Absolution.

Die Kampagne „Sonne ohne Reue" erfreut sich nicht zuletzt deshalb großer Beliebtheit, weil sich ein solcher Slogan leichter merken lässt, als „Protektion dermatopathologischer Läsionen durch UV-Karenz". Man vermittelt damit nämlich auch die frohe Botschaft, dass Dinge nicht prinzipiell verboten sein müssen, so man sie im vernünftigen Ausmaß betreibt. Während Initiativen, wie „Sonnenbaden pfui Teufel" zum Scheitern verurteilt sind, freut man sich über einen gewissen freien Spielraum. Darin kann jeder seine persönliche Haut durch sanfte Dosissteigerung der Sonnenbestrahlung beliebig von rohem auf verbrannten Zustand hinauftitrieren.

Da die Sonne auf dieser Erde quasi ubiquitär scheint, außer vielleicht in der Nacht und an Urlaubsorten, macht es auch Sinn, diesen Stern nicht kategorisch zu verbieten. Sonnenstrahlen gehören nun mal zum Leben dazu, sind überdies auch gesund und schaden nur, wenn man den ästhetischen über den gesundheitlichen Anspruch stellt.

Bei anderen Dingen, die die Herzen potentieller Patienten mehr erfreuen als jene der Ärzte, sieht die Sache schon anders aus. Dabei ist man auch deutlich restriktiver. Vergebens sucht man Gesundheitsinitiativen, wie „Rauchen ohne Reue", „Kokain schnupfen ohne Reue" oder „Ungeschützter Geschlechtsverkehr beim volltrunkenen Rudelbumsen auf Mallorca ohne Reue".

Der erzieherische Effekt eines totalen Abratens der erwähnten Praktiken ist freilich geringer, als die Empfehlung, man dürfe zwar, aber eben nur mit Maß und Ziel. Man muss seine Kundschaft eben dort abholen, wo sie sich befindet. Sei es im Solarium, in der Raucherlounge, im Backstage-Bereich der Veranstaltung „Rock gegen Drogen" oder am Strand von Palma.

Auch hängt es von den folkloristischen Bräuchen ab, was nun aus medizinischen Gründen verboten werden darf. Und da auf den heimischen Almen kaum Tabak gedeiht, die trinkfreudigen Österreicher jedoch flächendeckend Wein anbauen, wird das eine verboten, beim anderen jedoch nur vor Übermaß gewarnt. Obwohl es vom Genuss zum Vollrausch nur ein paar wenige Promille sind.

Unseren Patienten die schlechten Angewohnheiten zu untersagen, bringt also wenig. Weitaus wirksamer ist es, wenn sie sündigen und dabei Reue empfinden. Denn nur dann kann es eine Vergebung der Sünden durch die Mediziner geben. Bei der ärztlichen Beichte ist statt 100maligem „Gegrüßet seist du, Maria!" die brave Einnahme der verordneten Medikamente erforderlich. Eine für alle Seiten akzeptable Buße, um zur Absolution zu gelangen.

Personen, die das Risiko der Sonne kennen, sich daher mit Lichtschutzfaktor 1000 eincremen, ausschließlich unter Sonnenschirm, Handtuch und Luftmatratze liegen und aus Prinzip das klimatisierte Hotelzimmer nicht verlassen, werden wohl tatsächlich nicht in Verlegenheit kommen, später etwas bereuen zu müssen. Außer vielleicht ein recht blasses Leben geführt zu haben.

Beackern wir das Frühfeld

Die Schule beginnt und damit sind auch wieder die Eltern in Amt und Würden, um ihre Sprösslinge zur Jahreseingangs-Untersuchung zum Arzt zu schleifen.

So wie man es von den jährlichen Überprüfungen der Autos kennt, werden auch die Kinder einer regelmäßigen Kontrolle unterzogen. Dies ist enorm wichtig, um alles im Frühfeld zu erkennen.

Das Frühfeld ist für mich ein äußerst poetischer Ausdruck. Dieses Feld war einmal eine schöne große Wiese, die voll von pathologischen Blüten war. Man konnte sogar die eine oder andere ganz seltene Störungsblume entdecken. Nun wird es von Heerscharen an Ärzten unterschiedlichster Disziplin beackert. Sogar maschinell. Und kaum ragt ein Grashälmchen aus dem Boden, wird es schon abgeschnitten, durchleuchtet und mittels gentechnisch modifizierter Quanten-Elektrophorese auf seinen Krankheitswert untersucht. Dies mag im Einzelfall durchaus zielführend sein. Romantisch ist es jedoch keineswegs.

So pilgern die Eltern mit dem Nachwuchs im Schlepp in die Ordinationen, um das Frühfeld auf Unkraut zu untersuchen. Wenn die Zähne etwas zu schief, zu lang oder zu behaart sind, so greift der Kieferorthopäde beherzt und freudig ein. Ein etwas gesenkter Spreizfuß mit Knick im Aszendenten ruft Orthopäden und die beliebt-berüchtigten Einlagen auf den Plan. Und für das Unvermögen, 360 Minuten ohne zu zappeln am Sessel zu sitzen, gibt es eine Extraportion Ritalin in die Jausenbox.

Denn es will sich niemand – schon gar nicht Eltern oder Ärzte – den späteren Klagen der herangewachsenen Kinder stellen: Wenn sie sich dann über die fahrlässig übersehenen Zahnlücken und Plattfüße beschweren oder das Wort „Aufmerksamkeitsdefizitsstörung" nicht zu Ende bringen, ohne zu Gähnen.

Manche Patienten und deren Ärzte sind allerdings regelrecht – nach allen Kriterien des Suchtverhaltens – süchtig nach solcher Vorsorge. Auch Dosis und Frequenz der Untersuchungen müssen immer weiter gesteigert werden, um hier Befriedigung zu erlangen.

Um Missverständnissen vorzubeugen: Vorsorge ist angebracht. Und das Motto „So lange ich noch nicht über meinen Prolaps stolpere, geh ich noch lange nicht zum Arzt" kann ins Auge gehen.

Doch wenn die natürliche Großwerdung zu einem pathologischen Korrelat mutiert, könnte es unlustig werden: Dann gibt es etwa bald keine „Pubertierenden" mehr, sondern nur mehr „abnorm rasch wachsende Patienten mit manisch-depresssiver Störung und pustulösen Hauteffloreszenzen".

Daher gehört das Frühfeld beackert und ausreichend mit Chemikalien gespritzt. Damit die Ernte gesund und vor allem keimfrei ist.

Eine Minute für die Gesundheit

„Vieles" mal „ein wenig" ist auch ganz schön viel.

Soviel muss einem die Gesundheit schon wert sein: Zweimal täglich Zähneputzen, zweimal jährlich zum Zahnarzt, einmal jährlich Steuererklärung. Das wurde uns schon als Kind eingebläut. Die Zeit kann man sich getrost nehmen, da fällt einem kein Stein aus der Zahnkrone und so stellt man zumindest die Gesellschaft für Zahnhygiene und den Finanzminister zufrieden. Doch genug ist das nicht.

Denn mit dem Zähneputzen und dem Zahnarzt ist es ja nicht getan. Man sollte auch regelmäßig Zahnseide, Interdentalbürsten, Zungengrundreiniger und Fluoridgels verwenden, eine professionelle Zahnreinigung sowie eine parodontale Grunduntersuchung vornehmen lassen und zumindest einmal im Quartal mit breitem Grinsen durch eine Autowaschanlage gehen. Doch selbst das ist nicht genug.

Denn jeder Arzt ist der festen Ansicht, dass sein Fach die Königsdisziplin darstellt, für das „ein paar Minuten" Zeit wohl kaum zu viel verlangt sein dürfte.

Augenärzte beharren auf eine regelmäßige Kontrolle des Sehvermögens, Dermatologen möchten jährlich die Haut inspizieren und Internisten, die als Hobby Endoskopie entdeckt haben, drängen auf Einlass in Magen und Darm, denn nur durch die zeitgerechte Inspektion des Innenlebens lassen sich zukünftige Leiden hintanhalten.

Wenn Männer glauben, den regelmäßigen Kontrollen beim Gynäkologen, inklusive PAP-Abstrich und Brustuntersuchung entgehen zu können, haben sie nicht die Rechnung mit dem Urologen gemacht, der dazu drängt, sich die Prostata betasten zu lassen.

Dass man seine Blutwerte kennen sollte, versteht sich von selbst, und da sich die nach jedem Cremetörtchen ändern, empfiehlt man die Bestimmung der Blutwerte, wenn auch nicht nach jedem, so doch zumindest nach jedem zweiten Cremetörtchen.

Dazwischen sollte man als Abendlektüre seinen Impfpass studieren, um die Auffrischung für den FSME-Zeckenschutz nicht zu versäumen, obwohl man ohnehin zeitlich mit seiner Gesundheit zu beschäftigt ist, um in den Wald zu gehen.

Natürlich gilt es, auch aktiv etwas für seine Gesundheit tun – regelmäßige moderate körperliche Bewegung, Ausdauer-, aber nicht vergessen, auch Krafttraining gegen den Muskelabbau, immer auch genügend Ballaststoffe,

Spurenelemente, die Extraportion Milch, Gehirnjogging und nach Möglichkeit auch ein Tagebuch führen, über Ernährungsgewohnheiten, Blutdruckwerte, die Beschaffenheit des Auswurfes und die Anzahl der Tagebucheinträge. Ist ja rasch erledigt. Und so viel muss einem die Gesundheit schon wert sein.

Wenn man allerdings bedenkt, dass so mancher Patient schon bei der Aussage „diese Tablette bitte dreimal täglich einnehmen" ein veritables Burnout entwickelt, so kann man sich vorstellen, wie sehr die vielen Anforderungen zu einem Gefühl der Unzulänglichkeit führen können.

Doch Unzulänglichkeit gilt als schlechter Motivator, und so kann es sein, dass man sich vor lauter Überforderung nicht einmal mehr die Zähne putzt.

Nichts als Sorgen

Eltern müssen ihre Kinder nicht nur vor Radikalisierung, Drogen oder Sekten schützen, sondern vor allem auch vor Süßgetränken.

Zur Jobdescription von Eltern gehört es, sich Sorgen zu machen. Und gelten diese Sorgen zuerst den hohen Bäumen, auf die der Nachwuchs klettert, ganz ohne Sicherung, Helm oder Lawinenairbag, so sorgt man sich später um die Unlust der Pubertierenden, auf Bäume zu klettern und stattdessen lieber im Wohnzimmer auf einen Bildschirm zu glotzen. Später gesellen sich Sorgen zu nächtlichen Fahrten mit dem Moped, den ersten Cannabis-Kontakt oder den zweiten Kontakt mit derselben Schulstufe hinzu.

Es gibt jedoch eine Sorge, die die elterliche Panik vor Drogensucht, Alkoholismus oder das Abgleiten in eine Sekte übertrifft: Die Angst vor Süßgetränken. Sie sind der Gottseibeiuns eines modernen, gesunden Erziehungsstils, genauso wie das Handy, das zwar weniger Auswirkungen auf den Insulinspiegel haben dürfte, dennoch sicher dafür verantwortlich zeichnet, wenn die Kinder krank, asozial und verstrahlt werden.

Zwar hatte man einst ähnliche Bedenken bei Karl-May-Büchern, heute wäre man jedoch froh, wenn das Kind in ein Buch aus Fleisch und Blut hineinblicken würde. Und auch wenn viele Eltern zähneknirschend einsehen müssen, dass einem Kind ohne Anbindung an das Leben von Snapchat oder Whatsapp in der heutigen Gesellschaft wohl oder übel die soziale Ächtung droht, so kann man das von Soft-Drinks nicht behaupten. „Dann sollen sie halt Wasser trinken" wird von so manchem Elternteil ähnlich ungeschickt formuliert wie von Marie-Antoinette. Der aufgebrachte Nachwuchs reagiert mit Liebesentzug und Hungerstreik (außer der Nachspeise).

Die vordergründige Wahlmöglichkeit „Magst du als Nachtisch Obst oder nur Wasser?" wird rasch als plumpe Manipulation entlarvt. Manche Eltern geben sich damit zufrieden, wenn sie wenigstens eine Zitrone ins Cola geben dürfen.

Der deutsche Erziehungsberater Jan-Uwe Rogge beschreibt das moderne Szenarium: Eltern, die früher ihre Kinder zum Babysitten bei den Großeltern abgegeben haben, ohne sich groß Gedanken zu machen, geben heute noch zusätzlich eine Flasche Saft mit – damit die Kinder in dieser Zeit ja nicht ungesunde Limonaden trinken. So eine vorauseilende Umsicht stresst die Eltern, frustriert die Kinder und verleitet die Großeltern dazu, mit den Enkeln einen Deal abzuschließen, der den geheimen Ausschank von Cola beinhaltet.

So tappt jede Generation aufs Neue in dieselbe Falle hinein: Zu glauben, dass Verbote etwas bewirken können, und zu vergessen, wie man als Kind Strategien entwickelt hat, um diese Verbote zu umgehen – selbst wenn einem das erst im Erwachsenenalter gelingt.

Letztlich ernten wir diese verbotenen Früchte in der Ordination. Wenn wir paternalistisch mit strengem Blick vor den Gefahren der Süßgetränke warnen und unsere Patienten im selben Augenblick Strategien entwickeln, wie wir ihnen nicht auf die Schliche kommen.

18

Whatsapp im OP und die neuen Medien

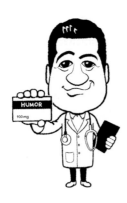

Mittlerweile komme ich in ein Alter, in dem die technische meiner biologischen Entwicklung davonzuziehen scheint. War ich noch vor einem Jahrzehnt mit mobilem Browser, E-Mail oder dem raschen Versenden von Textnachrichten auf du und du, so werde ich mit den neueren Apps zusehends per Sie oder gar bei Herr Hofrat. Dabei ist nichts so unaktuell wie die App von gestern, und die jüngere Generation schüttelt verständnislos den Kopf, wenn man eine SMS tippt. Da ich nicht „voll retro" sein möchte und sogar der Begriff „voll retro" mittlerweile „voll retro" ist, setzte ich mich also mit den heutigen Technologien auseinander.

Also wer en vogue sein will, der snappt seiner Zielguppe: „Geh Vorsorge, du Opfer!"

WhatsApp

Die fortschreitende Technisierung macht auch vor der Arzt-Patienten-Beziehung nicht halt.

Was waren das für Zeiten, als wir in der Schule während des Unterrichts heimlich Zettelchen unter den Bänken weiterreichten, mit wichtigen poli-

© Springer-Verlag GmbH Deutschland, ein Teil von Springer Nature 2018
R. Tekal, *NebenWirkungen,*
https://doi.org/10.1007/978-3-662-57279-5_18

tische Botschaften versehen, etwa „Schule = Bedürfnisanstalt", dem unglaublichen Lachschlager: „Wer diesen Zettel liest, ist doof!" oder die klassische Beziehungsanbahnung „Willst du mit mir gehen? Ja? Nein? Vielleicht? (Zutreffendes Ankreuzen und zurück an den Absender)".

Heute heißt das ganze „WhatsApp", also die hippere Form von SMS, sodass nun zwar keine Zettelchen mehr, sondern elektronische Botschaften mit ähnlichen Inhalten durch die Klassenzimmer fliegen. Es werden Hausübungen gegeben, die irgendwo auf Internetseiten auszufüllen sind („Cyber-Homework" heißt das), Schulbücher beinhalten Zugangscodes zu ergänzenden Websites und in den Klassen werden die Tafeln durch interaktive Whiteboards ersetzt, sodass viele Kinder von heute eine Kreideschlacht nur mehr vom Hörensagen kennen, da sie sich nicht trauen, mit einem teuren Stylus durch die Gegend zu schießen.

Auch im Krankenhaus ist diese Entwicklung zu beobachten: Mussten früher unsere Patienten im Krankenzimmer die Fernbedienung heiß umkämpfen, um sich auf ein Kompromissprogramm zwischen „Musikantenstadel" und „Die Hard" zu einigen, so verfügen einige moderne Spitäler bereits über eigene „Patienten-Terminals" mit Radio- Funk- Fernseh- Schwesternruf– und Luftraumüberwachungsfunktion, direkt am Bett. Bis die Patienten wieder aus dem Krankenhaus entlassen werden, haben die meisten auch begriffen, wie man das Ding einschaltet.

Nun stehen auch die Ärzte bei der Visite mit dem iPad in der Hand, das nicht nur sämtliche im Krankenhaus gesammelten Befunde zeigt, sondern auch Platz lässt, um (bei sehr langweiligen Krankengeschichten) während der Visite kleine lustige Youtube-Clips abzuspielen. Man kann damit Animationen von Körperfunktionen und Chirurgen herzeigen, um multimedial vor einer Operation aufzuklären. Der Patient schwört auf die als ebook auf das Tablet downgeloadete Bibel, dass er den Eingriff verstanden hat und auch bei missglückter Schnittführung auf eine Klage verzichtet.

Der Smart-Doc bedient das iPad am Krankenbett, der Chef (der sogenannte iLeiter) twittert, die Assistenzärzte followen ihm nach. Alles ist vernetzt, endlich kann die Stuhltätigkeit der gesamten Station (inklusive des Personals) nicht nur dokumentiert, sondern auch miteinander verglichen und in farbenprächtigen Tabellen auf den hochauflösenden Displays dargestellt werden. Und jede Person kann GPS-basiert an jedem Örtchen des Spitals aufgefunden werden.

Aber vielleicht kommt ja das gute alte Zettelchen wieder in Mode und man findet in einem Krankenzimmer unter einem Patientenbett die verzweifelt hingekritzelte Botschaft auf einem zerknüllten Papier: „Hilfe, ich will raus hier!". Welcher Arzt das wohl geschrieben haben mag…

Selfie

Der aktuelle Trend, sich in interessanter Umgebung selbst zu fotografieren, hat nun auch die Krankenhäuser erreicht.

Ich gehe davon aus, dass Sie als geneigter Leser dieser Kolumne wissen, was ein „Selfie" ist. Für die Digital-Immigrants (also die Computer-Greenhorns mit Migrationshintergrund aus der realen Welt) sei erklärt: Dabei handelt es sich um ein Foto, das mit Selbstauslöser gemacht wird, damit auch der Fotograf aufs Bild kommt. Während man früher eine Zeitschaltuhr aufziehen musste, um sich mit einem gewagten Hechtsprung zwischen Schwiegermutter, Pfarrer und der Schwiegermutter des Pfarrers zu positionieren, bis der zum viermaligem Gebrauch bestimmte Blitzwürfel aufleuchtete, geht es heute bedeutend einfacher: Das Smartphone wird in der ausgestreckten Hand des Fotografen gehalten. Punkt.

Dass solche Aufnahmen gerade jetzt zu einem Hype geworden sind, liegt vielleicht daran, dass auch Prominente diese Möglichkeit zu Imagezwecken eindeckt haben: Da gibt es Selfies von der Oscar-Verleihung, wo sich ein Star mit dem Who-is-Who von Hollywood am Bild ablichtet, Selfies aus dem Badezimmer, um zu zeigen, dass Schauspieler bereits am frühen Morgen geschminkt sind und Magersucht geil ist, und Selfies von der letzten Koksparty, wo sich Justin Bieber mit weißem Pulver „keine Macht den Drogen" auf seinen Bauch streut.

Vor kurzem war in einer Tageszeitung auch ein Selfie aus dem Operationssaal des Wiener AKH abgedruckt. Dieses stammte jedoch nicht von einem unzulänglich narkotisierten Patienten, sondern vom OP-Team, das sich lächelnd in den Bildausschnitt drängte.

Dies verdient Respekt, denn wenn ein gesellschaftlicher Trend derart rasch seinen Weg innerhalb der Krankenhausmauern findet, ist das doch recht ungewöhnlich. Daher gehe ich davon aus, dass wir in naher Zukunft noch viele Einblicke aus dem Spitalsalltag zu sehen bekommen werden: „Ich und der Oberarzt bei der Hämorrhoiden-Verödung"; „Ich und meine Patienten von der Ambulanz für sexuell übertragbare Krankheiten"; „Ich beim Disziplinarverfahren der Ärztekammer zum Verstoß gegen die Schweigepflicht". Facebook wird wohl in den nächsten Jahren mit solchen Fotos zugepflastert werden, da wird getwittert, was das Zeug hält, gepostet, markiert und geshared. Immerhin eine gute Strategie gegen Alzheimer: Denn das Internet vergisst nie!

Es bleibt zu hoffen, dass die Krankenkasse nicht auf blöde Gedanken kommt, denn so ein Röntgen-Selfie spart jede Menge Personalkosten.

Top-Apps

Die Smartphones halten Einzug in den medizinischen Alltag. Doch kann eine kluge App einen klugen Doktor ersetzen?

Neulich bin ich auf eine medizinische App gestoßen, mit der man Muttermale fotografieren, von seinem Handy auswerten lassen und auf Facebook mit seinen Freunden teilen kann. Ist unter den Freunden ein Hautarzt, so kann das mitunter sogar sinnvoll sein. Als alleiniges Tool scheint es nur mäßig geeignet, da das doofe Teil beim Test auch die Unebenheiten auf meiner Lederjacke als bedenklich eingestuft hat.

Natürlich steckt die Technologie noch in den Kinderschuhen. Doch die Entwicklung verläuft rasant. Und schon jetzt gibt es Apps, die sich am Markt etabliert haben (bzw. sich etablieren könnten):

Pillen-Erinnerungs-App

Dieses kleine Programm ist im Prinzip ein bloßer Wecker, der Patienten an die Einnahme von Medikamenten erinnert. Da jene Menschen, die die Einnahme ihrer 50 täglichen Tabletten geschätzte 50mal pro Tag vergessen, meist auch nicht in der Lage sind, die App zu programmieren, ist deren Wert fraglich.

Notfall-App

Sehr sinnvolles Programm, das den Benutzer durch eine Reanimation durchgeleitet. Wer die App jedoch erst im Zuge eines Herzstillstandes zum ersten Mal startet, verliert wertvolle Zeit, in der man sich registrieren lassen und den Newsletter abonnieren muss.

Psychotherapie-App

Programme wie iFreud ersetzen eine jahrelange Ausbildung. Über das eingebaute Mikrofon werden die von den Patienten geäußerten Sätze aufgenommen und über die Sprachausgabe wiedergegeben (aktives Zuhören). Dazwischen kann man die Frequenz der interessierten „Mhhmms" individuell einstellen. Die Stimme ist berühmten Psychiatern nachempfunden, in der Datenbank befinden sich aber auch Stimmen von Meister Yoda und Rudi Carrell.

Chirurgen-Navi

Für noch nicht so erfahrene operativ tätige Kollegen sind die Apps „Where to cut" oder „Billroth-Master" ein Muss. Auch hier wird über Sprachausgabe der Weg zum Wurmfortsatz, zur Gallenblase oder zur Herzklappe gewiesen. Mittels zweiter Kamera an der Vorderseite lässt sich gleichzeitig ein Selfie im geilen OP-Gewand schießen.

Geocaching-App für Gastroenterologen

Um den internistischen Alltag etwas spannender zu gestalten, empfiehlt sich eine spezielle Form der beliebten GPS-Schnitzeljagd. In diesem Fall findet sich der kleine Schatz eben nicht im Wald, sondern in einer Dickdarmkurve. Per Navi kann man versuchen, ein im Patient verstecktes Plastikfigürchen mit dem Koloskop aufzuspüren und zu bergen. Nicht vergessen, für den Nächsten ein neues Figürchen zu verstecken!

Gerüchten zufolge kommen in diesem Jahr noch der *„Privatpatienten-Scanner"* zum Aufspüren zahlungskräftiger Kunden aus dem Patientengut, sowie der *„Mystery-Patient-Alert"*, der den Arzt bei, von der Krankenkasse zu Testzwecken in die Praxis geschickten Fake-Patienten, alarmiert. Zum Download dieser App muss man sich jedoch zuvor bei der Krankenkasse registrieren lassen.

Handy-Halluzination

Wenn's wo vibriert, wo gar nichts vibrieren soll.

Die Mobilfunkbetreiber sind sich einig, dass vom Mobilfunk keinerlei gesundheitliche Schädigung ausgeht. Das ist sehr beruhigend. Umweltmediziner kritisieren hingegen den allzu sorglosen Umgang mit der Technik, weisen auf die noch zu wenig untersuchten Schädigungen durch Elektrosmog oder der Erwärmung des Gehirngewebes hin und scheitern mit ihrer Argumentation daran, dass Snapchatten einfach so geil ist.

Tatsächlich ist die Gefahr, die von den Smartphones ausgeht, nicht zu unterschätzen. Bekannt ist der SMS-Daumen, der durch die Überbeanspruchung beim Tippen zu einer Sehnenscheidenentzündung führt. Ähnliches beschreibt man etwas weiter oben beim Handy-Ellbogen. Auch Smartphone-Akne, durch das lange Draufpressen des Gerätes auf die Wangenhaut, ist bekannt. Ich möchte noch die Whatsapp-Beule ins Rennen führen, die man bekommt, wenn man beim konzentrierten Schreiben einer Textnachricht mit dem Kopf einen Laternenmast rammt. Ob das Tragen des Mobiltelefons in der Hosentasche bei Jugendlichen später zur Unfruchtbarkeit führt, wird sich wohl erst in den kommenden Jahren zeigen. Noch ist die Datenlage allerdings zu unsicher, um dies als Verhütungsmethode zu empfehlen.

In den letzten Jahren machte sich bei den Benutzern eine weitere Nebenwirkung bemerkbar, das sogenannte Phantom-Vibrations-Syndrom (PVS). Dabei empfindet der Betroffene etwa ein Vibrieren am Oberschenkel, wenn das Telefon sonst gewohnheitsmäßig im Vibrationsmodus in der Hosentasche steckt. Hier greift man beim Abheben jedoch ins Leere. Zwischen 70 und 90 Prozent aller User berichten davon, so ein Phänomen bereits erlebt zu haben. Die anderen kennen zumindest das Phantom-Klingel-Syndrom.

Tatsächlich wird das Smartphone bereits nach einem Monat Dauertragen am Körper als Bestandteil des Selbst ins Bewusstsein integriert, sodass bereits die Reibung des Hosenstoffes auf der Haut fälschlicherweise dem Vibrationsalarm zugeordnet wird. Das Handy hat also in kurzer Zeit jenen Stellenwert bekommen, der früher noch den Autos vorbehalten war: Das Fahrzeug nicht nur als Fortbewegungsmittel zu sehen, sondern als Erweiterung des Ich. Ein Ort der Geborgenheit und des Zuhauses, der es erlaubt, laut zu singen, zu fluchen oder Nase zu bohren, in der festen Überzeugung, die Windschutzscheibe wäre nur von innen her durchsichtig. Ein Kratzer auf dem Lack fühlt sich für viele ähnlich schmerzhaft an, wie ein Kratzer auf der Haut.

Mittlerweile verbringen wir schon fast mehr Zeit am Mobiltelefon, als im Auto – und das heißt was! Während man früher einmal täglich den Postkasten entleert hat, blicken wir täglich zwischen 50 und 150mal aufs Display. Und damit weitaus öfter, als in das Gesicht unseres Lebenspartners.

Mediziner empfehlen mittlerweile dazu „Digital Detox", eine Art Handy-Entschlackungskur. Anleitungen dazu gibt es im Internet!

iSpital

Die fortschreitende Technisierung macht auch vor der Arzt-Patienten-Beziehung nicht halt.

Was waren das für Zeiten, als wir in der Schule während des Unterrichts heimlich Zettelchen unter den Bänken weiterreichten, mit wichtigen politischen Botschaften versehen, etwa „Schule = Bedürfnisanstalt", dem unglaublichen Lachschlager: „Wer diesen Zettel liest, ist doof" oder die klassische Beziehungsanbahnung „Willst du mit mir gehen? Ja? Nein? Vielleicht? (Zutreffendes Ankreuzen und zurück an den Absender)".

Heute heißt das ganze „WhatsApp", also die hippere Form von SMS, sodass nun zwar keine Zettelchen mehr, sondern elektronische Botschaften mit ähnlichen Inhalten durch die Klassenzimmer fliegen. Es werden Hausübungen gegeben, die irgendwo auf Internetseiten auszufüllen sind („Cyber-Homework" heißt das), Schulbücher beinhalten Zugangscodes zu ergänzenden Websites und in den Klassen werden die Tafeln durch interaktive Whiteboards ersetzt, sodass viele Kinder von heute eine Kreideschlacht nur mehr vom Hörensagen kennen, da sie sich nicht trauen, mit einem teuren Stylus durch die Gegend zu schießen.

Auch im Krankenhaus ist diese Entwicklung zu beobachten: Mussten sich früher unsere Patienten im Krankenzimmer die Fernbedienung heiß umkämpfen, um sich auf ein Kompromissprogramm zwischen „Musikantenstadel" und „Die Hard" zu einigen, so verfügen einige moderne Spitäler bereits über eigene „Patienten-Terminals" mit Radio- Funk- Fernseh- Schwesternruf– und Luftraumüberwachungsfunktion, direkt am Bett. Bis die Patienten wieder aus dem Krankenhaus entlassen werden, haben die meisten auch begriffen, wie man das Ding einschaltet.

Nun stehen auch die Ärzte bei der Visite mit dem Pad in der Hand, das nicht nur sämtliche im Krankenhaus gesammelten Befunde zeigt, sondern auch Platz lässt, um (bei sehr langweiligen Krankengeschichten) während der Visite kleine lustige Youtube-Clips abzuspielen. Man kann damit Animationen von Körperfunktionen und Chirurgen herzeigen, um multimedial vor einer Operation aufzuklären. Der Patient schwört auf die als ebook auf das Tablet downgeloadete Bibel, dass er den Eingriff verstanden hat und auch bei missglückter Schnittführung auf eine Klage verzichtet.

Der Smart-Doc bedient das iPad am Krankenbett, der Chef (der sogenannte iLeiter) twittert, die Assistenzärzte followen ihm nach. Alles ist vernetzt, endlich kann die Stuhltätigkeit der gesamten Station (inklusive des Personals) nicht nur dokumentiert, sondern auch miteinander verglichen und in farbenprächtigen Tabellen auf den hochauflösenden Displays dargestellt werden. Und jede Person kann GPS-basiert an jedem Örtchen des Spitals aufgefunden werden.

Aber vielleicht kommt ja das gute alte Zettelchen wieder in Mode und man findet in einem Krankenzimmer unter einem Patientenbett die verzweifelt hingekritzelte Botschaft auf einem zerknüllten Papier: „Hilfe, ich will raus hier!". Welcher Arzt das wohl geschrieben haben mag...

19

WWW und Datenklau

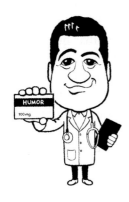

Vor kurzem machte ich eine Recherche für eine Radiosendung zum Thema Co-Abhängigkeit. Wenn also jemand suchtkrank ist, unterstützt ein Angehöriger unbewusst durch das eigene Tun die Sucht. Spannendes Thema, dachte ich mir, und so bat ich Herrn Amazon, mir bei Buchtipps behilflich zu sein, was der freundliche Herr vom Online-Buchhandel auch gerne tat, obwohl ich ihm keine Bücher abkaufte.

Kurz darauf bekam ich auf meine E-Mail-Adresse Buchvorschläge für Weihnachten, die mich möglicherweise interessieren könnten. Die Auswahl war recht schmal und bezog sich auf mein Faible für Co-Abhängigkeit, es waren Bücher über Alkohol-, Drogen-, und Spielsucht, Chakren-Massage zum Entzug, Anleitungen zum Jointbauen und Anleitung zum Twister-Jointbauen darunter.

Aus Neugier wollte ich auch googeln, was ein „Twister-Joint" ist. Plötzlich fiel mir ein, Google könnte spitzbekommen, dass ich mich für die Herstellung illegaler Substanzen interessiere, und so riss ich in Panik den Computerstecker aus der Dose. Beim erneuten Hochfahren des Rechners begrüßte mich Google mit meiner „letzten Suchanfrage" zum Thema „Bauen eines Twister-Joints". Ich bin sicher, ich bekomme noch vor Weihnachten einen Newsletter von den Anonymen Alkoholikern mit Terminen, einen pdf-Vordruck für eine Selbstanzeige bei der österreichischen Staatsanwaltschaft, sowie aktualisierte Vorschläge von Amazon zu meinem Leseverhalten: „Rauch dich frei", „Drogen und Golf dürfen

© Springer-Verlag GmbH Deutschland, ein Teil von Springer Nature 2018
R. Tekal, *NebenWirkungen*,
https://doi.org/10.1007/978-3-662-57279-5_19

kein Widerspruch sein" oder „Twister – das klassische Spiel für die ganze Familie!"

Nachdem ich also als gläserner Surfer im World Wide Web unterwegs bin, mein Ruf im Cyber-Space ohnehin schon ruiniert ist, kann es mir persönlich völlig schnuppe sein, was auf meiner E-card alles gespeichert ist.

Medizinischer Datenklau

Abermillionen von Patientendaten werden tagtäglich nach Übersee versendet. Nur: Was hat Omis Diagnose in den USA verloren?

Die Medien berichten tagtäglich über neue Ungeheuerlichkeiten in Bezug auf die Privatsphäre unserer Patienten. War es bis vor wenigen Jahren noch den Ärzten vorbehalten, die peinlichen Diagnosen für alle gut hörbar quer durch das gesamte Krankenzimmer zu posaunen, so müssen wir nun erkennen, dass mit der Globalisierung auch die Krankenakten globalisiert werden.

Man muss sich das in etwa so vorstellen, dass sich das Hühnerauge unserer betagten Stammpatientin nicht nur im Computersystem der Ordination oder im Datenspeicher der Krankenkasse befindet. Das Hühnerauge wandert vielmehr über den Atlantik an einen Server, der in den USA beheimatet ist. Dort angekommen, gilt es als verdächtig eingewanderte Diagnose und unterliegt damit den Anti-Terror-Gesetzen. Das anonymisierte Hühnerauge wird daher umgehend unserer Patientin zugeordnet, damit sie, sollte sie selbst einmal in die USA einreisen wollen, umgehend nach Guantanamo gebracht werden kann. Man weiß ja nie.

Und das nur, weil wir unsere Patientendaten für einen guten Zweck– und gegen eine kleine Aufwandsentschädigung – mit einer seriösen Datensammelfirma geteilt haben.

Natürlich stellt sich die Frage: Wer profitiert in den USA von der Information, dass unsere Patientin ein Leiden an der Fußsohle hat? Nun, zum einen begeisterte Daten-Messis, denen es ein erotisches Vergnügen bereitet, die Krankendaten von Milliarden von Menschen zu horten und nach Größe, Farbe und Geschmack zu ordnen. Zum anderen vorausblickende Unternehmen, die erkannt haben, dass das Hühnerauge zu Geld gemacht werden kann.

Dazu muss es nur wieder über den Atlantik zu uns zurückgeschickt werden. Denn hier sitzen die für unsere betagte Patientin zuständigen Versicherungen, pharmazeutischen Vertriebe und Hühnerfarmen. Unsere

Patientin bekommt nämlich ab nun zielgerichtete Werbezusendungen für Hühneraugenpflaster und Rezeptbücher für Geflügelgerichte.

Wenn dann noch ein treuer Mitarbeiter der geheimen medizinischen Datenaufbewahrungsstelle, nennen wir ihn der Einfachheit halber Dr. med. Ed Snowden, der Meinung ist, die Weltöffentlichkeit über die Hühneraugen in Kenntnis setzen zu müssen, dürfen sich alle an der Diagnose unserer betagten Patientin erfreuen. Und so laut, wie das Whistleblowing durchs WWW schallt, können wir diese Diagnose gar nicht ins Krankenzimmer posaunen.

Datenlos durch die Nacht

Wenn eine Cyber-Attacke ein Krankenhaus lahmlegt

Nicht nur reale Krankheitserreger können unsere Gesundheit gefährden, sondern auch virtuelle Viren. Ein weltweiter Hackerangriff legte vor kurzem weltweit zahlreiche Computersysteme lahm. Über einen eingeschleusten Erpresser-Trojaner wurde Lösegeld gefordert, man drohte sonst, sensible Daten zu foltern und zu vernichten. Ein informatischer Super-Gau.

Auch wenn der Spuk bald vorbei war, erkannte man plötzlich die Verletzlichkeit der digitalen Welt. Da halfen keine üblichen Beschuldigungen, dass wohl einige Waldorf-Computer nicht ausreichend gegen die Viren geimpft gewesen waren.

Vor allem in Großbritannien wurden die Computer großer Krankenhäuser befallen, Operationen abgesagt, Patienten abgewiesen, es gab keine Röntgen- und Laborbefunde, und Rettungswägen wurden in andere Häuser umgeleitet. Natürlich kann man annehmen, dass die englischen Ärzte durchaus in der Lage sind, Patienten auch abzuhören, ohne zu googeln, wie man das anstellt. Es ist dennoch bemerkenswert, dass sich ein analoges Arzt-Patienten-Verhältnis durch einen digitalen anonymen Hacker so leicht verhindern lässt. Da braucht es keine gefährlichen multiresistenten Spitalskeime, ein einfaches Computervirus tut es auch.

Es zeigt, wie sehr wir von der Technik abhängig sind. Konnten wir früher noch zwei Dutzend Telefonnummern von Freunden und Verwandten auswendig, so sind wir verzweifelt, wenn wird das Smartphone verlieren und nicht mehr nach Hause finden, da wir weder Nummer noch Adresse unserer Lebenspartner im Kopf haben. Wehe auch dem Internisten, der gezwungen ist, gänzlich ohne technische Hilfsmittel zu diagnostizieren, geschweige denn eine Therapie anzubieten.

Ich stelle mir die Szenerien, die in den englischen Spitälern stattgefunden haben müssen, durchaus grotesk vor: Die Lichter der Computer gehen aus, die Mediziner stehen völlig ratlos und blank vor dem Krankenbett und fragen sich, wozu das komische schlauchartige Ding gut ist, das sie um ihren Hals tragen. Da bei fehlender Zugriffsmöglichkeiten auf die Daten niemand auf die Idee kommt, nachzufragen, warum ein Patient da ist und was ihm fehlt, wartet man gemeinsam geduldig auf das Eintreffen des IT-Experten. Dabei wäre das so eine schöne Gelegenheit, endlich einmal auf die Dokumentierung zu pfeifen und so zu behandeln wie früher. Das hat sich aber niemand so recht getraut.

Das Gegenmittel, das die Verbreitung und den Schaden des Cyber-Angriffs nach kurzer Zeit gestoppt hat, wurde letztlich durch Zufall entdeckt, von einem 22-jährigen britischen Programmierer, der gerne Pizza isst, wellensurft und noch bei seinen Eltern wohnt. Ein Glück, dass es sich hier um ein Computervirus handelte. Denn im Falle einer echten Erkrankung wäre der junge Nerd mit seinem Therapievorschlag wohl nicht über das präklinische Ideenstadium und ein Veto der Ethikkommission hinausgekommen. Vielleicht ist es ja doch nicht so schlecht, wenn unsere Kinder stundenlang in ihre Smartphones hineinglotzen.

Digitale Gesundheit

Wie die intelligente Verknüpfung elektronischer Daten zur Genesung beiträgt

In der Medizin sind wir mittlerweile im Zeitalter der Digitalisierung angelangt. Auch wenn die Proktologen zurecht von sich behaupten, bereits digital untersucht haben, als die Entwickler der Smartphones noch in ihre analogen Windeln machten.

Allerdings bereitet dieser Fortschritt nicht allen Menschen Freude. Sentimental fällt es uns schwer, von lieb gewonnenen Instrumenten, wie dem Riva-Rocci-Blutdruckmessgerät, Abschied zu nehmen, mit dem man wie vor 100 Jahren den Blutdruck der Patienten in der hübsch antiquierten Einheit Millimeter Quecksilbersäule messen kann. Ein vielerorts beliebtes Ritual der ärztlichen Zuwendung, da man während dem Vorgang mit dem Patienten nicht sprechen muss.

Und was waren das für gloriose Zeiten, als die Arztbriefe mit der Schreibmaschine getippt oder gar handschriftlich in Kurrent verfasst wurden. Mit dem computerisierten Print-out von Rezepten und Überweisungen wird das immaterielle Weltkulturerbe der ärztlichen Klaue wohl früher oder später verschwinden. Damit könnte auch das wichtigste medizinische Tool des Hausarztes, der Stempel, bald der Vergangenheit angehören. Wo bleibt da bitte die Patina?

Doch wer seinen Kunden heute etwas bieten will, der muss mit der Zeit gehen. Durchdesignte Ordinationen verfügen bereits über iPads, um die Aufnahmebögen digital auszufüllen. Man bekommt auch kein überlebensgroßes Röntgenbild in der Kartonhülle mit dem gut sichtbaren Aufdruck „Bildgebung der verkleinerten Hoden" ausgehändigt, sondern einen USB-Stick, bzw. gar nichts, da der Zuweiser längst einen Screenshot der Hoden am eigenen Bildschirm hat. Über Wearables werden Gesundheitsdaten der Patienten live an das Privathandy des behandelnden Arztes geschickt, sodass dieser auch in der Oper stets über das Stuhlverhalten seiner Patienten Bescheid weiß. Dafür können die Diabetiker per Smartphone orten, wo man, nach dem Besuch der Ambulanz, die nächste offene Konditorei findet. Die telemedizinische Betreuung erlaubt es dem Arzt, über hunderte Kilometer das Herz eines Patienten abzuhören. Ein Verfahren, das bislang an der mangelnden Verfügbarkeit entsprechend langer Stethoskope gescheitert ist.

Letztlich sorgt die elektronische Archivierung der erhobenen Befunde für mehr Informationen über Krankheiten, Krankenstände und Stände ohne Krankheiten. Man spricht von der „intelligenten Verknüpfung von Daten", was in Anbetracht der bisher praktizierten „einfältigen Verknüpfung von Daten" durchaus als Fortschritt zu werten ist.

Einzig die traditionelle „Kuvertmedizin", mit der man über die Jahrhunderte mittels schwarz-analog überreichter Geldbeträge die medizinische Leistung etwas aufpeppen konnte, wird sich ihren Weg auch in die digitalisierte Welt bahnen, denn mit ein paar EDV-Kenntnissen ist auch Korruption bequem bargeldlos machbar.

Konkurrenz aus dem WWW

Medizinische Hilfe aus dem Internet wird immer beliebter.

Wir mögen das Internet nicht. Schließlich finden viele unserer Patienten mehr Gefallen an einem anonymen Mediziner im World Wide Web, als an einem gut ausgebildeten, reinlichen und mit dutzenden Ärztekammerdiplomen ausgezeichneten heimischen Arzt. Dr. Google verbreitet indes Halbwahrheiten, empfiehlt Medikamente, für deren Verordnung die Krankenkasse körperliche

Züchtigung vorsieht, und verfügt nicht einmal über eine einzige kammerlich anerkannte Zusatzqualifikation.

Darüber hinaus verspricht Dr. Google das Weiße vom Kittel. Wo wir höchstens bei guter Führung eine Lebensverlängerung in Aussicht stellen können, sichert das Internet eine Penisverlängerung auf Lebenszeit zu. Da soll man mal mithalten können!

„Garantierte Wirksamkeit" lässt sich leicht anpreisen, wenn man die Info über einen Server auf der Pazifikinsel Tonga verbreitet. Dort kommt kein Patientenanwalt hin.

So wird die Ärzteschaft nicht müde, den Wert des persönlichen Kontaktes zwischen Medizinern und Patienten hervorzuheben. Selbst wenn der zwischenmenschliche Kontakt ausschließlich über den Ultraschallkopf hergestellt wird. Es ist eben ein ganz anderes Erlebnis, nach zwei Halbsätzen von einem leibhaftigen Arzt abgekanzelt zu werden, als von einem Browser. Nein, das Internet ist nicht unser liebster Kollege.

Mit dieser Abneigung sind wir in guter Gesellschaft. Auch der Handel beklagt die zunehmende Abwanderung ihrer Kundschaft ins Netz. Schließlich lässt sich mittlerweile vom Lebensmittel über den Mittelklassewagen bis hin zum Mittelklasse-Lebenspartner alles bestellen, was man so benötigt. Selbst ein Viertelkilogramm Butter bekommt man per Amazon-Drohne binnen Stunden auf sein Haus abgeworfen.

Auf der Strecke bleiben da natürlich Ladenbesitzer, Verkaufspersonal und Parkscheriffs. Auch Apotheker sehen ihre Existenz darin bedroht, dass ihre Kunden lieber auf eine günstige Viagra-Kopie zurückgreifen, als ein teures Original in der heimischen Dorfapotheke zu beziehen, ohne sich in über den Ladentisch ausführlich und lautstark die mögliche Nebenwirkung schildern zu lassen.

Wie kann man also diesem unliebsamen Trend in die virtuelle Welt entgegenwirken? Sollen wir jedem verpatzen Eingriff mit dem beliebten hippen Entschuldigungssatz „Ups, das hätte nicht passieren dürfen?" kommentieren? Vor der Ersten-Hilfe-Leistung mal Username, Passwort und Kreditkarte verlangen? Patienten – je nach Verhalten – liken oder shitstormen? Das Internet mag praktisch sein, menscheln tut es jedoch vor allem im echten Leben. Mit all den Nachteilen, aber doch einer gewissen Wärme.

So können wir uns, auch wenn die digitale Welt in manchen Bereichen reizvoller scheinen mag, darauf verlassen, dass sich analoge Patienten auch analoge Ärzte wünschen, die höchstens die Prostata digital untersuchen dürfen.

Medizinische Foren

Früher fand man besorgte Eltern mit ihren kranken Kindern in den Wartezimmern der Pädiater. Heute treffen sie einander in den Internet-Foren. Dort geht es auch nicht immer friedlich zu.

Aus dem Forum „Schnupfen bei Kindern"

- MamaLeonie_1: Hi, kennt jemand einen guten Arzt? Leonie hat wieder mal so Schnupfen und wir sind schon echt am Verzweifeln, weil die Taschentücher so teuer sind. Bitte rasch um Hilfe! ☹
- Fonsi23: Kann nur sagen: Ärzte sind alles Saftsäcke. Nicht anstreifen!!! ROFL;-)
- MamaLeonie_1: Das hilft mir leider wenig. Bitte um konstruktive Beiträge.
- Dr. Saftsack: Nicht alle Ärzte sind Saftsäcke. Es kann nur einen geben!!
- Erfahrener_Vater: Hatten mal AKH. Super Erfahrung. Team total nett und gleich mit MRT gekommen. Schnupfen hat sich auch nach 2 Wochen echt verbessert! Jetzt nur mehr zweimal/Wo. zur Kontrolle in der Kinder-Schnupfen-Spezial-Nachbehandlungsambulanz.
- MamaLeonie_1: Hätt eher an etwas Alternativeres gedacht.
- Dr. Frank: Heißer Geheim-Tipp. Die beste Adresse in Wien: Dr. Frank. Zwar privat, aber dafür echt qualifiziert, urfreundlich und mit den neuesten Geräten ausgestattet. Kann ich echt wärmstens empfehlen!
- Moderator @Dr. Frank: Werter Herr Dr. Frank, keine Eigenwerbung in dem Forum, ja?
- Besorgte_Mutter_1: Heißer Geheim-Tipp. Die beste Adresse in Wien: Dr. Frank. Zwar privat, aber dafür echt qualifiziert, urfreundlich und mit den neuesten Geräten ausgestattet. Kann ich echt wärmstens empfehlen!
- MamaLeonie_1: Sonst noch Tipps? Leonie ist wirklich schon abhängig von Taschentüchern, sie hat immer wieder Probleme mit der Nase...
- FrodoBeutlin: Scheiß Kokser!
- MamaLeonie_1: ???
- Fachbeirat_Schnupfen_Kinder: Auch ein banaler Schnupfen kann tödlich enden oder zumindest zu schwerwiegenden Komplikationen führen. Bitte daher rechtzeitig die rinnende Nase von einem Facharzt abklären lassen!
- PapaLukas: Sind seit kurzem bei der SS (Schnupfi-Selbsthilfe) – Lukas ist schon seit drei Wochen ohne Taschentücher.

- MamaLeonie_1: Ich wollt nur einen ganz einfachen Hinweis, von mir aus auch alternativ…
- MamaCorvin: Corvin ist immer wieder verschnupft. Nasentropfen wollten wir nicht. Ich hab da so ne Mischung aus Olivenöl und Eigenharn. Ist nach kurzem wieder weg!
- Heckenschütze1: Alternative Heilmethoden und Scharlatane auf den Scheiterhaufen! Gib ihr Nasentropfen!!
- Moderator @Heckenschütze1: Keine Beleidigungen in diesem Forum!
- Heckenschütze1: Moderatoren auf den Scheiterhaufen!
- MamaLeonie_1: Hiiiilfeeee!!! Bitte um einen Hinweis!!
- (…)
- MamaLeonie_1: Ist da jemand…?
- (…)
- PapaLeonie_1: Komm heute später heim. Was gibt's zu essen?

Soziale Blase

Man bekommt nur das zu sehen, was man verdient

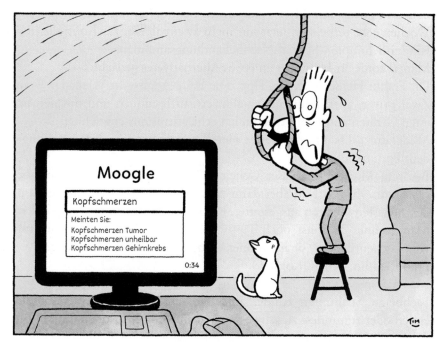

Dr. Google und die Cyberchondrie

© Tim Jost

Dieser Tage wird in intellektuellen Kreisen viel über die „soziale Blase" diskutiert. Bevor die Urologen spitze Ohren bekommen: Der Begriff hat nichts mit dem Ausscheidungsorgan zu tun, womit sich auch die überaus dämliche Frage erübrigt, ob es sich bei einer Reizblase nicht eher um eine „asoziale Blase" für den Patienten handelt.

Es geht vielmehr um die vom Internetaktivisten Eli Pariser definierte „filter-bubble" (Filterblase), in der wir uns im digitalen Zeitalter bewegen. Vereinfacht gesagt: Wir bekommen nur die Informationen zu Gesicht, von der Google oder Facebook glauben, dass sie uns auch zu Gesichte steht.

Gerüchten zum Trotz erfolgt die Filterung jedoch nicht durch einen NSA-Mitarbeiter mit Trenchcoat und Hut, sondern über ein Computerprogramm, das über ausgeklügelte Algorithmen, nicht jedoch über einen Hut verfügt.

Alleine, wenn wir nur das Wort „Leber" googeln, so bekommt jeder User andere Suchergebnisse: Während unsereiner von Hepatitis bis hin zur Zirrhose alles geliefert bekommt, wird ein Benutzer, der sich im Internet sonst eher auf den kulinarischen Seiten aufhält, vor allem ausgewählte Rezepte für geröstete Leber finden. Politisch Interessierte bekommen möglicherweise von Google den freundlichen Hinweis: „Meinten Sie etwa Labour-Party?"

Was bei der Leber noch keine großen gesellschaftspolitischen Auswirkungen hat, kann bei heißeren Themen durchaus von Relevanz sein: Ein Vorsorgemediziner, der „rauchen" googelt, bekommt Infos zur COPD, ein passionierter Raucher hingegen Infos über die neue Marlboro extra strong; Tierliebhaber denken, dass im Netz mehr Katzen als Menschen posten, und intellektuelle Grünwähler, die einander auf Facebook Recht geben, wundern sich, wie es sich rechnerisch ausgehen kann, dass Donald Trump Präsident wird, wo ihn doch keiner wählt.

Wir bewegen uns in einer virtuellen Blase und blenden die restliche virtuelle Realität aus. Dies lässt sich leicht überprüfen, indem man sich im Internet selbst sucht („Google-Onanie"). Die Suchergebnisse werden darauf hindeuten, einer der berühmtesten Zeitgenossen zu sein. Wenn ich etwa „Tekal" in die Maske eingebe, so kennt das Netz fast ausschließlich mich und nicht all die tausenden anderen Tekals oder gar einen Ort in Mittelamerika.

Im Prinzip ist das Internet also nichts anderes, als der gute alte Stammtisch, wo eben nur diejenigen eingeladen sind, die sich im Großen und Ganzen dieselbe Weltanschauung teilen. Also quasi eine analoge Filterblase, in der man sich glücklicherweise auch betrinken kann.

Auch Ärzte-, Pfleger- oder Patientenkreise überschneiden sich oft nicht. Deshalb können wir nur so schwer begreifen, wie ein Mensch mit manifestem Diabetes derart genüsslich in eine Erdbeerschnitte beißen kann. Das Undenkbare ist oft nur einen Steinwurf entfernt, außerhalb unserer Wahrnehmung. Nicht nur unser Auto braucht daher ab und an einen kleinen Filterwechsel.

20

Garantierte Zukunftsprognosen

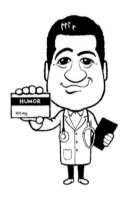

Zukunftsforscher sind der Meinung, ein Lebensalter von 300 Jahren sei für die Menschen durchaus realistisch. Für uns Ärzte stellt sich die Frage: Wo beginnt hier die Geriatrie?

© Springer-Verlag GmbH Deutschland, ein Teil von Springer Nature 2018
R. Tekal, *NebenWirkungen,*
https://doi.org/10.1007/978-3-662-57279-5_20

Lang lebe der Mensch!

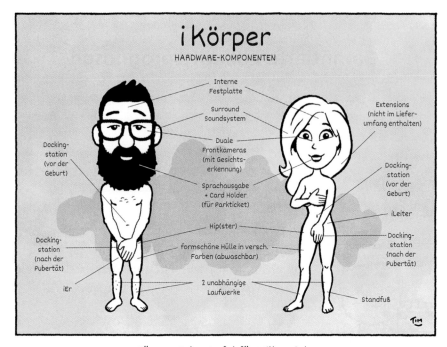

Körper-Schautafel für Millennials

© Tim Jost

Der bekannte Zukunftsforscher Ray Kurzweil, prognostizierte uns ein realistisches Lebensalter von 300 Jahren. Das ist ganz schön alt, bedenkt man, dass vielen Menschen mit 40 bereits langweilig ist.

Doch was bedeutet dies für das Gesundheitssystem? Sind wir dann einfach nur älter oder auch gesünder? Diskutiert wird in diesem Zusammenhang naturgemäß auch das Pensionsantrittsalter: Wie viele Jahrhunderte Lebensabend verträgt die Volkswirtschaft? Und wie viele Jahrhunderte Arbeit verträgt ein einzelner Mensch? Ist es tröstlich, zu sagen: Nur mehr 80.000 mal schlafen, dann darfst Du in Rente gehen?

Vielleicht ist es nur eine Frage der Perspektive. Und so, wie eine Eintagsfliege nach dem Mittagessen schon ihr Testament verfasst, werden sich auch die Menschen das Leben für diese 300 Jahre entsprechend einteilen. Wir sind ja anpassungsfähig. Vor einigen Jahrhunderten gaben wir im Schnitt bereits mit 30 den Löffel ab. Daher mussten wir auch zusehen, unser irdisches Sollziel in diesen Zeitrahmen hinein zu verpacken, sprich heiraten mit 14, König werden mit 15 und Enkelkinder bekommen mit 20.

Wie nun ein wirklich langes Leben genau aussehen soll, darüber wollen uns die Zukunftsforscher allerdings nichts sagen: Wird die Kindergartenzeit auf 20 Jahre ausgedehnt, kann man den Führerschein bereits mit 18 oder erst mit 80 machen und geben die Rolling Stones nach zwanzig Jahrzehnten ihr wirklich allerletztes Abschiedskonzert? Kommen Männer erst um die 150 in die Midlife-Crisis? Und wechseln Frauen im Schnitt mit 180 ihre Hormone? Darf man Papst erst mit 290 werden?

Fraglich, ob die Geriater von heute auch weiterhin die 70- bis 100-jährigen Patienten, also eigentlich quasi die Teenager der Zukunft behandeln oder sie mit ihrer Klientel mitwachsen. Das Zuckerl danach und die bunten Pflaster für die ganz jungen Patienten gibt es daher mindestens bis zum 50. Lebensjahr. Und die Frage, ob die Menschen mit den „Dritten" im Mund auskommen oder sich auch ein viertes und fünftes Gebiss zulegen müssen, beschäftigt die hoffnungsfrohen Zahnärzte.

Natürlich werden auch die Ärzte älter. Und wenn man letztendlich im 200. Ausbildungsjahr das Diplom zum Facharzt errungen hat, wird man auf die Patienten losgelassen. Bis sich nach spätestens zehn Jahren das Burn-out einstellt. Und diese Zeitspanne ist unabhängig vom Lebensalter.

Mystery-Patienten

Das gegenseitige Kontrollieren der Player im Gesundheitswesen trägt nur selten zum gegenseitigen Vertrauen bei.

Nicht jeder Patient, der hustend und schnupfend die Ordination betritt, will tatsächlich ärztliche Hilfe. Manche wünschen sich eine warme Stube, etwas Ansprache oder die Genugtuung, nicht nur in das Sozialsystem einzahlen zu müssen, sondern auch eine Gegenleistung zu erhalten. Andere kommen aus einem ganz anderen Grund: Um uns zu überprüfen.

Das ist perfide. Denn sie sehen aus wie normale Patienten, riechen wie normale Patienten und fordern ungeduldig Krankenstände ein wie normale Patienten, sind aber Test-Patienten und wurden von der Krankenkasse entsandt, um die schwarzen Kittel in der weißen Herde herauszufiltern.

Ein solches „Mystery-Shopping" ist im Dienstleistungsgewerbe nicht unüblich. Restaurantkritiker und Steuerfahnder ermitteln verdeckt, die Betriebe selbst überwachen solcherart ihre Mitarbeiter, Ehepartner testen die Treue ihres Liebsten.

Im Medizinbetrieb erregten derartige Praktiken jüngst den Unmut der Ärzteschaft. Denn auch die Task-Force gegen Sozialbetrug gibt sich nicht als solche zu erkennen, sondern versucht, unter Vorspiegelung falscher Leiden von der Sprechstundenhilfe eine Krankschreibung zu ergattern. Das ist Betrug, denn die Sprechstundenhilfe kann nicht darüber urteilen, ob man mit einem frisch abgetrennten Unterarm tatsächlich keinen Bus chauffieren sollte.

Die Undercover-Patienten werden immer dreister. Geschickt imitieren sie Krankheiten, die nicht einmal für einen Arzt als Fake zu erkennen sind, entlocken den Medizinern Gefälligkeitsgutachten und den Assistenten illegal ausgestellte Rezepte. Die Ärztekammer hat reagiert und bietet den Allgemeinmedizinern nun ein Diplom zur „Erkennung von Mystery-Patienten" an. Die Gegenseite schläft allerdings auch nicht und schickt nur mehr Testpatienten aus, die über einen 6-jährigen Universitäts-Lehrgang zur Erlangung des Titels „Fake-Patient MSc", verfügen.

Und da es eigentlich vor allem die Patienten sind, die dem Staat durch vorsätzlichen Sozialbetrug Steuereinnahmen vorenthalten, geht man nun einen Schritt weiter und setzt „Mystery-Ärzte" ein. Also gefälschte Mediziner, die sehen, ob sich hinter der Pneumonie nicht vielleicht auch eine kriminelle Handlung verbirgt. „Mystery-Rettungen" fahren gezielt zu einem Unfallort, um zu testen, ob nicht ein zu teures Medikament bei der Wiederbelebung verwendet wird. Letztlich überprüfen „Mystery-Mystery-Patienten" die „Mystery-Patienten", denn auch hier kann man nie sicher gehen, ob die ihrer Arbeit auch korruptionsfrei nachgehen.

Irgendwann wird jeder Österreicher einmal als Rad im „Mystery"-Netzwerk fungieren. Denn jeder hat das Zeug dazu und auch die staatsbürgerliche Pflicht, sich selbst und seine Mitmenschen zu überwachen, zu kritisieren oder in peinlicher Pose auf Facebook zu markieren.

So schreite ich zur Selbstanzeige und gestehe: Ich bin gar kein Kolumnist, sondern ein „Mystery-Kolumnist", der über einen ausgeklügelten Algorithmus feststellt, welche Stellen Sie als amüsant erachten. In diesem Sinne wünsche ich auch weiterhin ein ungezwungenes Lesevergnügen!

Starbucks-Medizin

Die Globalisierung schreitet voran. Chinesische, amerikanische und europäische Medizin schmeckt daher überall gleich.

Die Welt rückt näher zusammen. Man kann im hiesigen Supermarkt dieselben Waren kaufen, die man noch vor einer Woche beim exotischen

Urlaubsziel staunend betrachtet hat. Mitbringsel verlieren ihren Wert, da es nichts mehr gibt, das die Daheimgebliebenen verblüfft: Das Pulver aus dem Affenbrotbaum („gibt's unten in der Drogerie"), die Kette aus selbstgebastelten und selbstgetauchten Muscheln („gibt's bei willhaben.at"), die Gewürze („gibt's das Fertigpulver"), die Seidenkleider („hat H&M"), selbst die Urlaubsbilder („hab ich im Fernsehen gesehen"), die mitgebrachten Gonorrhoe („kriegt man auch hier, aber billiger") und die spannenden Geschichten von Reisenden („bin schon auf Facebook von 50 Freunden mit Thailandfotos zugemüllt worden"). Man glaubt die Welt bereits zu kennen, die modernen Medien bringen das entlegenste Kuhdorf ins Wohnzimmer, die modernen Transportschiffe sogar die entlegenste Kuh ins Kühlregal. Hier bekommt man alles oder kann alles innerhalb von 3 Werktagen mit Geldzurück-Garantie und ohne Versandkosten, beim Kauf eines zweiten Artikels, bestellen. Das ist ebenso praktisch, wie überaus traurig.

Auch die Medizin rückt zusammen. Man bekommt seinen Cholesterinsenker in Tokio genauso wie in Buenos Aires oder Amstetten. Selbst das Cholesterin kann man sich aus importierten Produkten ins Essen mischen. Ein Krankenhaus sieht in Reykjavik nicht aus wie ein Iglu, in Peking nicht wie ein chinesischer Tempel, in Austin nicht wie ein texanisches Steak-House und in Tirol nicht wie eine Après-Ski-Hütte. Es ist meist der größte Klotz am Bein des örtlichen Gesundheitswesens, mit einheitlichen Betten, einheitlichen Apparaten und einheitlichen Ärzten. Und aufgrund der einheitlichen Klimaanlage merkt man gar nicht, ob man sich nun in Island, im Dschungel oder in der Wüste befindet.

Auch das mag überaus praktisch sein. Denn zunehmend kann man sich darauf verlassen, in den Industrienationen weltweit einen einheitlichen Standard vorzufinden. Starbucks-Kaffee schmeckt in New York genauso, wie er in Wien aussieht. Und in Paris klauben die Restaurantbesucher die gleichen ungeliebten Essiggurken aus dem BigMac wie in Mailand. Das bedeutet aber auch, dass man nicht erwarten kann, auf Überraschungen zu stoßen. Wenn die medizinischen Experten in München nicht mehr weiterwissen, dann wissen die medizinischen Experten in Zürich meist auch nicht mehr. Es wirkt nur so, aufgrund des seriöseren Auftretens der Schweizer.

Die Ärzte lernen weltweit dasselbe, greifen auf denselben Pool an Medikamenten zurück, halten sich an dieselben Leitlinien und leiden global am selben Burnout. Chancen, hier etwas Neues kennenzulernen, die Zampanos und Heiler zu finden, sind klein. Aber vielleicht macht ja mal ein kleiner Laden auf, der noch nicht zu einer großen Kette gehört. Bis er schließen muss, da er nicht über eine Klimaanlage verfügt.

Achtung, Spoileralarm!

Wenn Sie hier weiterlesen, haben Sie entweder keinen Tau davon, was ein Spoiler ist, oder leiden unter pathologischer Neugier.

In meiner Jugend bedeutete Spoileralarm noch, vor einem Opel Manta mit imposanter Heckflosse gewarnt zu werden. Die Größe des Spoilers wurde damals als indirekt proportional mit der Größe des Johannes des Lenkers in Relation gebracht. Entsprechende randomisierte Studien dazu gab es jedoch nicht.

Spricht man heute von einem Spoiler, so beklagt man die Unsitte des Spaßverderbens. Endlich hat das Kind einen Namen, denn schon früher haben sich Menschen als „Schlussverräter" unbeliebt gemacht („Ist das der Film, in dem der Gärtner der Mörder ist?")

Spoilern ist durch Globalisierung und Social Media deutlich einfacher und damit auch mächtiger geworden. Wenn der Film Titanic in den USA gedreht wird, erfährt man bereits vor der Premiere, dass das Schiff untergeht.

Auch in der Medizin wird durch die verbesserte Diagnostik zunehmend gespoilert. So musste man früher die Schwangerschaft abwarten, um das Geschlecht des Neugeborenen bei der Geburt zu erfahren. Zwar gab es einige erfahrene Hebammen, die anhand der Bauchform der Mutter, des Vaters oder des Geburtshelfers wussten, ob es ein Bub oder ein Mädchen werden würde, doch auch waren Überraschungen möglich. Der Ultraschall behält indes meist recht und der Geburtsvorgang ist um eine Attraktion ärmer.

Im Unterschied zu Kriminalromanen ist das gespoilerte Ende im echten Leben jedoch keineswegs gewiss. Wie seriös kann man die Frage „Wie lange hab ich noch zu leben" mit „Eine Langspielplatte brauchen Sie sich nicht mehr zu kaufen" beantworten? Man kann heute sogar genetische Erkrankungen feststellen, die mit großer Wahrscheinlichkeit in 50 Jahren ausbrechen werden. Nicht einberechnet in diese Wahrscheinlichkeit ist allerdings der medizinische Fortschritt der Zukunft, der medizinische Irrtum der Gegenwart oder die Möglichkeit, bereits mit 30 beim Fallschirmspringen das Zeitliche zu segnen.

Letztlich gibt es in der Medizin auch das von Ethikern so gerne diskutierte „Recht auf Nichtwissen". Vor allem dann, wenn man eine Diagnose stellt, die einem den Tag versaut, ohne etwas dagegen unternehmen zu können. Wir wollten vorsichtig mit Prognosen sein, vor allem, wenn sie die

Zukunft betreffen. Denn – frei nach Nestroy – ist man erst im Nachhinein ein guter Prophet.

Es sollte uns auch zu denken geben, dass man sich umgekehrt, in punkto Gesundheit, nur selten dazu hinreißen lässt, Garantien abzugeben. Natürlich rutscht einem manchmal jovial ein „mit so einem Blutdruck werden Sie 120 Jahre alt" raus. Aber nicht einmal bei 119jährigen Patienten würde man darauf wetten wollen.

Sind wir froh, dass das Leben spoiler-resistent ist. Betrachten wir Börsengurus, Zukunftsforscher und Risikofaktoren-Ersteller als unterhaltsame Gedankenspieler, und schreiten wir voller Zuversicht ins Ungewisse.

21

Von Menschen und Leuten

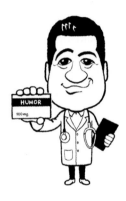

Der Mensch pendelt zwischen Heim und Arbeitsplatz, Burnout und Boreout, Yin und Yang, Hausarzt und Röntgen und ist somit ständig auf der Reise. Hier gilt es, etwas runterzukommen – durch eine etwas gelassenere Sicht oder eine kontemplative Reise…

Schwache-Leistung-Tag

Zuviel Erfolgsdruck macht uns krank, feiern wir die Misserfolge!

Die Geschichte wird von Siegern geschrieben, so heißt es. Gewonnene Schlachten und Befreiungsschläge werden noch Jahrhunderte später gefeiert, auch wenn die feiernden Staatsbürger keine blasse Ahnung haben, ob es sich beim Feiertag im Oktober nun um den Tag der Einheit, das Fest des heiligen Blasius oder den Ersten Mai handelt. Man zelebriert Menschen, die sich durch Zivilcourage, selbstloses Verhalten oder lediglich eine penetrante Dauerpräsenz in Mittelmäßigkeit ein gesellschaftliches Ansehen erworben haben.

© Springer-Verlag GmbH Deutschland, ein Teil von Springer Nature 2018
R. Tekal, *NebenWirkungen,*
https://doi.org/10.1007/978-3-662-57279-5_21

In der Schulzeit wurden jene gelobt, die bei der Physikolympiade, der Schönschreib-Weltmeisterschaft oder dem Bewerb für die schönste von Eltern gestaltete Laubsägearbeit im technischen Werken einen Preis erhalten hatten. Das setzt unter Druck. Denn es bedeutet, dass man etwas leisten muss, um anerkannt, geliebt und damit ein wertvolles Mitglied der Gemeinschaft zu sein. Ein solch ungesunder Druck lastet damit auf all jenen, die noch keinen goldenen Rathausmann, kein Verdienstzeichen der Republik Österreich, ja nicht einmal eine Urkunde vom Touristen-Skirennen mit der Aufschrift „teilgenommen" besitzen.

Beruflich erwartet man von einem Arzt, zumindest einen „Ober-" vorangestellt zu haben, so man diesen Ehrentitel nicht bereits während der Wartezeit auf die Ausbildungsstelle als Kellner erworben hat. Auf der Visitenkarte sollten idealerweise Buchstabenkombinationen wie CEO, Prim. oder h. c. zu finden sein, zumindest aber Begriffe wie „Obmann", „Obfrau" oder „Obkind". Und da ich bereits seit Jahren brav die wöchentliche Kolumne abliefere, wäre der Titel Chef-Kolumnist eine Respektsbekundung, die dem Springer-Verlag keinen müden Cent mehr an Kosten beschert.

Doch statt uns auf die Suche nach solch fragwürdigen Bestätigungen zu machen, sollten wir vielleicht, alleine aus therapeutischen Gründen, den Druck herausnehmen, der sich beim Streben nach Erfolg und Anerkennung aufbaut und in der Blutbahn festsetzt.

Feiern wir doch lieber den Misserfolg. Immerhin gibt es für eine mäßig gelungene Frisur den Begriff „Bad Hair Day", um die Katastrophe am Haupt positiv zu konnotieren. Warum also nicht stolz sein auf den „Vierten Jahrestag, an dem ich mich vor der Herausforderung gedrückt und am Klo versteckt habe" oder ein Glas Champagner für jedes Fettnäpfchen, in das man mit Genuss hineingetreten ist, wie auch ehrlich gemeinte Auszeichnung für verbockte Projekte, den Titel eines Tor-Danebenschützen-König oder ein T-Shirt mit dem Aufdruck „I quit the Bungee-Jump!"

Wenn die Bevölkerung anlässlich des Schwache-Leistung-Tages oder der Müden-Performance-Woche freibekommt, erhalten Fehlentscheidungen, Laschheit oder aber auch unbesonnenes Handeln den Stellenwert, der ihnen gebührt: Nämlich als etwas, das zur persönlichen Entwicklung deutlich mehr beiträgt als jeder Erfolg.

Der Jakobsdoktor

Wenn Sie diese Kolumne lesen, bin ich wieder mal weg und wandere den Jakobsweg im fernen Spanien entlang.

Dass ich einmal zu einem passionierten Pilger und erfahrenen Weitwanderer werden würde, hätte ich mir vor ein paar Jahren noch nicht gedacht. Ich habe mich vorwiegend eher als Kopfmensch gesehen, wie man auch am wöchentlich in dieser Kolumne abgebildeten Konterfei sieht, das den Bereich unterhalb des Halses konsequent ausblendet. Menschen, die freiwillig auf kilometerweiten Pfaden zentimetergroße Blasen akquirieren, waren mir höchst suspekt. Viele hundert Kilometer und einige Dutzend Blasen später wurde ich selbst zum Suspekten.

Dass ich dieses Jahr auch noch den Halbmarathon gelaufen bin, macht mich nun endgültig zu einem neuen, noch etwas fremden Wesen, in das ich erst hineinwachsen muss. Aus dem Spiel, mich zu verkleiden wie ein Läufer, mir eine Startnummer ans T-Shirt zu heften wie ein Läufer und halbe Bananen zu verzehren, wie ein Läufer, wurde die ernste Erkenntnis, plötzlich auch ein Läufer zu sein. Ich wurde auch nicht, wie befürchtet, während der Veranstaltung als Nicht-Läufer enttarnt und wegen mangelnder Zugehörigkeit von den echten Läufern empört aus dem Bewerb verbannt.

Jetzt bin ich also jemand, der aus seinem reichen Erfahrungsschatz plaudern darf, Tipps geben, wie man am besten Erleuchtung findet, welche Pilgermenüs anzuraten sind, in wieweit sich tatsächlich ungewaschene Socken als Prophylaxe für wunde Füße eignen und ob es jetzt die neue Job-Description für Comedians ist, den Jakobsweg zu gehen.

Genauso kann ich nun über die besten Trainingspläne für Langstreckenläufe referieren, die Qualität der unüberschaubaren Sorten von Müsliriegeln, anaerobe und aerobe Verbrennungsmechanismen, die Effizienz von Pulsuhren und die Frage, ob es den Mitläufern zumutbar ist, die ungewaschenen Socken vom Jakobsweg auch während des Marathons zu tragen.

Ich bin nun also um einige Lebenserfahrungen reicher, und so gerne ich als allwissender Experte nun Weisheiten von höchster Güte absondern könnte, möchte ich an dieser Stelle an all die Fragenden eine einzige Empfehlung abgeben: Probiert es selber!

Muss ja kein Marathon sein. Und kein Pilgerweg. Aber vielleicht etwas anderes, das einen aus der Komfort-Zone an und über seine Grenzen führt: Mit dem Rucksack durch unentdeckte Gebiete, die Mongolei, den Regenwald oder das Allgemeine Krankenhaus, je nach Mut ein Sprung aus der Stratosphäre oder von der Kinderschaukel; und für all die Läufer und Geher: Einmal in Ruhe zu verharren. Das kann auch ganz schön abenteuerlich sein.

Die Einsicht, nicht erst das gesamte Universum bewegen zu müssen, um eine Veränderung überhaupt zu bemerken, sondern dass es oft nur einen kleinen Schritt braucht, der einen vom Couchpotato zum Sportler, vom Kunstbanausen zum Maler, vom Molekularbiologen zum Wunderheiler verwandelt, macht es zunehmend reizvoller, Schritte zu tun. Wozu haben wir denn unsere Füße?

22

Freifach Ethik

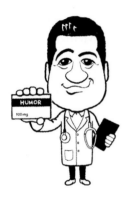

Bei aller Freude über die neuesten medizinischen Spielzeuge, die Möglichkeit, genetische Codes zu knacken, Schwangerschaften ganz ohne Schwangere zu bewerkstelligen oder Köpfe zu transplantieren: Ganz ohne Ethik geht es nicht, und bevor man einem Patienten auf dessen ausdrücklichen Wunsch hin prophylaktisch Leber und Lungen entfernt, damit er forthin unbeschwert saufen und rauchen kann, muss das erst mal durch die Ethik-Kommission. Dennoch kann die Ethik bei der rasenden Entwicklung kaum schritthalten. Daher anbei ein paar Gedanken – zur Anregung.

Patienten, wollt ihr ewig leben?

Im österlichen Umfeld stellt sich die Frage, wie man es im hiesigen Medizinsystem mit dem Ableben hält. Denn selbst ein 100-jähriger, der das Zeitliche segnet, ist schlecht fürs Image.

Irgendwann muss Schluss sein. Diesen philosophischen Kernsatz wendet man vielleicht im Umgang mit korrupten Politikern oder bei den letzten Minuten des Director's Cut von „Legenden der Leidenschaft"

© Springer-Verlag GmbH Deutschland, ein Teil von Springer Nature 2018
R. Tekal, *NebenWirkungen,*
https://doi.org/10.1007/978-3-662-57279-5_22

an, die Medizin hält jedoch reichlich wenig davon. Frei nach der US-amerikanischen Lebensmaxime „too much is just enough" wollen wir ein Volk von Jopie Heesters schaffen, das seinen Ärzten zu unendlichem Dank verpflichtet ist und voller Vitalität seine tägliche Dosis von Statinen schluckt.

Patienten, die im Terminalstadium ihres Seins nicht mehr weiterleben wollen, werden mit einer geballten Ladung Antidepressiva eines Besseren belehrt und auf den Pfad der Vernunft gebracht. Denn wozu die vielen teuren Apparate herumstehen haben, wenn sie nicht rund um die Uhr in Betrieb sein können.

Auch wenn man sich heute den ethischen Fragen am Lebensende in philosophisch-internistischen Diskussionen stellt: Wenn ein 95-jähriger Patient beschließt, abzuleben, so trifft das die moderne Spitzenmedizin ins Mark. Selbst wenn die Ärzteschaft mal ein Einsehen hat, dass es keinen Zweck mehr hat, einen Methusalem ins Pflegeheim hinein zu reanimieren, so finden sich immer noch ein paar Angehörige, die den Medizinern mit Anwälten, Rufmord oder Liebesentzug drohen, so nicht diese neue Therapie aus den USA – aus dem Land der unbegrenzten Möglichkeiten und den begrenzten Krankenkassen – eingeflogen und in Opis Infusionsflasche gefüllt wird.

Wenn Opi trotz Wundermittel nicht mehr von der Schippe hüpft, dann ist auf der Parte nachzulesen, dass er „viel zu früh" und „völlig unerwartet" von uns gegangen ist.

Sterben gehört nun mal zum Leben wie Essen und Trinken. Nur tut man das nicht ganz so oft. Und ein langes, erfülltes Leben darf ruhig einmal mit dem Sterben aufhören, mit einem zufriedenen „Danke, schön war's" des Ablebenden, statt einem resignierenden „wir konnten nichts mehr für ihn tun" der behandelnden Ärzte.

Da man mit dem eigentlichen Sterben auf den High-Tech-Abteilungen nicht so viel zu tun haben möchte, wird die Versorgung der mutmaßlichen medizinischen Fehlschläge in die Hände der Krankenschwestern und der Pathologen gelegt. Aus den Augen, aus dem Sinn…

Wir beschäftigen uns in der Zwischenzeit damit, das Alterungs-Gen zu deaktivieren, damit Opi erst im 285. Lebensjahr „viel zu früh" und „völlig unerwartet" von uns geht.

Vermummt und zugenäht!

Das gesetzliche Burka-Verbot sorgt für hitzige Diskussionen.

Die meisten heißen Eisen werden zumindest auch mit einem kleinen Funken Humor geschmiedet. Und so ernsthaft man die Diskussion um das Verbot des konservativ islamischen Gesichtsschleiers führt, so amüsant sind die Auswüchse, die daraus resultieren.

Der Disput ist tatsächlich ungewöhnlich. Auf der einen Seite stehen die gerne als „Gutmenschen" diffamierten Personen im Gewissenskonflikt, Religionsfreiheit und kulturelle Vielfalt gegen Frauenrechte abwägen zu müssen, auf der anderen Seite fordern die als „Schlechtmenschen" diffamierten Personen im Prinzip dasselbe, wenngleich aus anderen Motiven. Aus ärztlicher Sicht kann man lediglich die mangelnde Vitamin-D-Aktivierung in der blassen Sub-burka-dermis in die Diskussion miteinbringen.

Seit kurzem ist in Österreich die Vollverschleierung per Gesetz untersagt. 150 Euro kostet der Spaß, die Verwaltung zu übertreten. Um nicht gegen die Religionsfreiheit zu verstoßen, umgeht man das Ganze geschickt mit einem generellen Vermummungverbot. Das bedeutet, nicht nur eine religiös motivierte Vollverschleierung ist in der Öffentlichkeit verboten, sondern jede Form der Unkenntlichkeitsmachung. Wer von einem Hüter des Gesetzes mit Sturmhaube oder Schal erwischt wird, ohne dass es die vorgeschriebenen Minus 20 Grad und 80 km/h Windgeschwindigkeit hat, muss ebenso mit einer Abmahnung rechnen, wie eine Dame mit Burka oder Nikab.

Zur Beruhigung der aufgebrachten medizinischen Gemüter sei angemerkt: Chirurgen mit Mundschutz fallen nicht unter das Verhüllungsverbot. Allerdings nur, wenn sie im OP bleiben und nicht den öffentlichen Raum betreten – auch wenn's noch so cool aussehen würde. Warum Piloten, die mit Schnauzbart und fetter Sonnenbrille kaum etwas von ihrer Identität preisgeben, dennoch ungeschoren am Flughafen herumstolzieren dürfen, ist ein Rätsel. Auch vollverschminkte Frauen sind erlaubt, selbst bei zentimeterdick aufgetragener Camouflage.

Tatsächlich sieht das Anti-Gesichtsverhüllungsgesetz eine ganze Reihe von Ausnahmen vor. So darf man sehr wohl im Rahmen künstlerischer Darbietungen oder traditionellen Brauchtumsveranstaltungen Clownmasken oder Perchtenkostüme tragen. Ob dann beim Krampuslauf auch Burka erlaubt ist, liegt im Ermessen des Exekutivbeamten.

Letztlich haben sich auch Ausnahmen für eine Vermummung im Rahmen der beruflichen Tätigkeit als sinnvoll erwiesen. Schließlich hat auch die Polizei Maskottchen und möchte sich nicht ständig selbst anzeigen müssen. Daher ist nach wie vor erlaubt, bei der Awareness-Kampagne zur erektilen Dysfunktion im Peniskostüm Broschüren zu verteilen. Unverständlich jedoch, warum sich demzufolge nicht auch Bankräuber, in Ausübung ihres Berufes, entsprechend mit einer Damenstrumpfhose über dem Kopf kleiden dürfen.

Nur der Radiologe belächelt den ungelenken Versuch, hier das Rechte tun zu wollen, ohne rechts sein zu müssen. Denn das Röntgen beurteilt die Menschen niemals nach ihrem Äußeren.

Platz für Asylwerber und Fremdenfeinde

Aus aktuellem Anlass ausnahmsweise eine positive Kolumne, die das gemeinsame Miteinander im Krankenhaus lobpreist.

Angesicht einer gesellschaftspolitischen Situation, die zumindest zum Nachdenken anregt, wenn es um Menschenwürde oder die Aufnahme von Flüchtlingen in der mutmaßlichen 5-Sterne-Anlage Europa geht, bin ich stolz, einem Berufsstand angehören zu dürfen, der moralisch und ethisch hohe Ansprüche stellt: Dem der Kabarettisten.

Und – ja, zugegeben – auch dem der Ärzte. Auch wenn so manche Kollegen die Nase rümpfen, wenn ihnen ein Patient nicht zu Gesicht steht, weil er zu dick, zu süchtig, zu riechend, zu uneinsichtig oder zu fordernd ist, im Großen und Ganzen kennt die Behandlung keine Ausgrenzung. Und auch wenn man natürlich lieber von einem freundlich lächelnden Mediziner therapiert werden will, nimmt man auch eine Spritze von einem Arzt mit gerümpfter Nase in Kauf.

Während meiner Ausbildung im katholischen Ordenskrankenhaus behandelten wir Muslime, Atheisten, Satanisten, betagte Personen, die den Holocaust überlebt oder ihn angezettelt hatten, inländische, ausländische und auch ausländerfeindliche Menschen, betuchtere Patienten (in Einbettzimmern), weniger betuchte Patienten (in Sechsbettzimmern), aber alle wurden in das gleiche Röntgen geschoben, die Ärmeren mussten sich nicht mit fünf anderen Armen den Röntgentisch teilen, ja sie bekamen sogar das gleiche Essen und, so ich mich erinnern kann, auch die gleiche Leibschüssel wie die Reichen. Alle, aber wirklich alle wurden früh morgens, meist noch vor Sonnenaufgang, mit einem „Guten Morgen, gut geschlafen?" geweckt und mehr oder minder sanft für die tägliche Spitalsroutine präpariert.

Nicht, dass alles so prächtig laufen würde im Krankenhaus. Dass es keine Zweiklassenmedizin geben würde. Wenn dies so wäre, hätte diese Kolumne keine Existenzberechtigung mehr! Nein, ein Spital ist einfach schräg! Aber auf eine ganz schräge Art doch auch liebenswert.

Vielleicht liegt es daran, dass verletzte, verwundete oder erkrankte Menschen plötzlich als Individuen wahrgenommen werden. Dann kommt der menschliche Beschützerinstinkt zu tragen. Es wäre zu hoffen, dass man künftig nicht darauf warten muss. Vielleicht schafft es die Gesellschaft ja mal, auch gesunde Menschen als Menschen und nicht als Zumutung zu sehen.

Und das Spital als gesellschaftliches Vorbild? Tatsächlich herrscht eine bewundernswerte Toleranz in der Medizin, da man Patienten mit Leberversagen behandelt, gleich ob es sich um eine Neonazi-Leber, eine Mohammed-Karikaturisten-Leber oder eine IS-Kämpfer-Leber handelt. Manchmal schießt man dabei jedoch übers Ziel, sodass die Toleranz in Ignoranz umschlägt und man nur mehr die „Leber von Zimmer 212" zur Kenntnis nimmt, ohne die „Person von Zimmer 212" dahinter wahrzunehmen. Aber ich will ja nicht kleinlich sein und diesmal die Medizin nur lobpreisen.

Henne und Ei-Problematik

Nach Ostern müssen wir nicht nur die metabolischen Kollateralschäden unserer Patienten beheben, wir kommen auch ein wenig ins Philosophieren.

Das Osterfest veranlasst viele Menschen, sich Gedanken zu machen über Religion, Leben und Sterben, die Existenz malender Hasen oder darüber, ob es sich bei der Verfilmung von Ben Hur um einen Osterschinken handelt. Man kann auch versuchen, die alte Frage zu klären, ob denn nun die Henne oder doch das Ei zuerst da waren, so man davon ausgeht, dass es nicht vom malenden Hasen gelegt wurde.

Ein philosophischer Exkurs, der in viele Lebensbereiche hineinreicht. Was war zuerst da: Das Licht oder die Finsternis? Das Auto oder der Schlüssel? Sir Edmund Hillary oder sein Scherpa Tenzing Nogay? Und für uns besonders interessant: Der Arzt oder der Patient?

Eine Frage, die nicht so abwegig ist. Zwar kann man annehmen, dass ein Arzt erst dann benötigt wird, wenn ein Mensch krank geworden ist. Also muss der Patient zuerst da gewesen sein. Doch wer erklärt einen Menschen zum kranken Menschen und damit zum Patienten? Natürlich ein Arzt, der geduldig gewartet hat, bis ein Mitmensch gewisse Symptome zeigt, die den Arzt zur Schlussfolgerung führen, daraus eine Diagnose und damit aus dem Menschen einen Patienten zu machen. Insofern muss es zuerst den Arzt gegeben haben.

Wir stellen uns heute auch oft die Frage: War zuerst die Krankheit da oder die Diagnose? Denn natürlich muss jemand mal krank sein, um Symptome zu zeigen, die eine Diagnose ermöglichen. Doch man kann auch einen Menschen ohne Symptome eine Diagnose vor den Latz knallen, sodass er alleine durch die Diagnose von einem auf den anderen Tag von einer mutmaßlich gesunden Person, nach den strengen ICD-Leitlinien, zum behandlungsbedürftigen Patienten wird.

Und war zuerst die Heilung da oder die Therapie? Alleine die zeitliche Abfolge sagt nichts aus. Denn es kann durchaus sein, dass ein Patient bereits beim ersten Arztbesuch am besten Weg der Genesung war und die vom Mediziner verordnete Therapie auch nichts dagegen ausrichten konnte.

Und was war früher da? Die ärztliche Kunst oder der ärztliche Kunstfehler? Die Logik gebietet, dass es vor dem Fehler die Kunst gegeben haben muss, doch nur Fehler können aus einer plumpen Versuchs-Irrtum-Behandlung eine gute Therapie entstehen lassen. Also beginnen wir stets mit den Fehlern.

Wir wissen heute aus verlässlichen Quellen, dass zuerst die Ärzte, dann erst die Krankenkasse da war; zuerst der Blutdruck, dann das Messen, zuerst das Spitalsessen, dann die Übelkeit. Doch in den meisten Fällen lässt sich keine Kausalkette herstellen, Dinge passieren einfach. Es lebe das Chaos.

Und zum leidigen Henne-Ei-Dilemma sei aus ärztlicher Sicht gesagt: Solange die Henne versichert und das Ei geimpft ist, ist alles gut.

Kolumne darf alles?

Nach den blutigen Anschlägen auf das französische Satiremagazin Charlie Hebdo stellt sich für jeden berufsbedingt satirisch tätigen Menschen die Frage, wie weit man mit seinen Aussagen gehen darf.

Während die Welt unter Schock steht, reagieren die Cartoonisten auf ihre Weise und karikieren diesen Schock mit lustigen Bildern. Das beeindruckt.

Da ich mich in dieser Kolumne weniger auf religionspolitische Satire spezialisiert habe, sondern eher die Medizin und deren Protagonisten durch den Kakao ziehe, kann ich mich vor Anschlägen weitgehend in Sicherheit wähnen. Und wenn ich mit Worten einen Klinikvorstand karikiere, so wird dies wahrscheinlich die treuen Anhänger des Klinikvorstandes nicht dazu bewegen, den Verfasser der Karikatur zu meucheln. Ja, sogar die Klinikvorstände selbst schmunzeln milde, wenn man ihnen ans Bein pinkelt, denn zum einen sind die meisten Vorstandsbeine scheinbar immun gegen ätzenden Fremd-Urin, zum anderen nehmen es die persönlich Angegriffenen auch gar nicht persönlich. Wer einen Spiegel vorgehalten bekommt, kann getrost über das Bild darin lachen, wenn der Spiegel schräg genug gehalten wird und man nicht mehr sich selbst, sondern den Kollegen daneben sieht. Und der ist natürlich lustig.

Schelte habe ich in den Jahren der Tätigkeit im Dienste der „NebenWirkungen" kaum bekommen, keine Morddrohungen, nicht einmal einen bösen Blick des Chefredakteurs. Gelegentlich erhalte ich (neben der unzähligen Fanpost aus aller Welt, für die ich mich recht herzlich bedanke) Belehrungen, dass man gewisse Dinge einfach nicht mit Humor sehen darf. Derartige Belehrungen entbehren nicht einer gewissen Komik und ich möchte mich auch recht herzlich für solche Rückmeldungen bedanken, ins Schwarze getroffen zu haben.

Natürlich bewege ich mich auf weitgehend sicherem Terrain. Bis auf die medizinisch-religiös geführten Glaubenskämpfe zu Themen wie Impfungen, Komplementärmedizin, geimpften Komplementärmedizinern und am Index stehenden Aussagen, die am Bild der heiligen naturwissenschaftlichen Kuh rütteln oder den Patienten in blasphemischer Weise als mündiges Wesen darstellen, darf man im Prinzip alles sagen, ohne um sein Leben oder seine Approbation fürchten zu müssen.

Satirischen Attacken dürfen durchaus respektlos sein, wenn man einen ehrlichen Respekt vor den Attackierten hat.

Bei allem Respekt vor der Unbeugsamkeit der französischen Kollegen bin ich froh, dass ich aufgrund meiner professionellen Nestbeschmutzung weder schlaflose Nächte habe, noch einen Bodyguard benötige, der mich vor wütenden Ärzten schützt. Nein, dass Regierungschefs mit kameratauglichen Tränen in den Augen einmal sagen müssten „Je suis NebenWirkungen" ist sehr, sehr unwahrscheinlich. Doch das ist gar nicht mal so selbstverständlich.

Computer über Leben und Tod

Die rasante technische Entwicklung wirft einige ethische Fragestellungen auf.

Die Zukunft hat schon begonnen. Zumindest bei der Konzeption neuer selbstfahrender Automobile. Zu Recht schenkt man computerisierten Piloten mehr Vertrauen als einfältigen menschlichen Lenkern, die während des Fahrens mit Telefonieren, SMS-Schreiben, Navi programmieren oder der Zubereitung eines dreigängigen Menüs beschäftigt sind. So arbeiten gleich mehrere Konzerne an der Verwirklichung dieser Technologie.

Dies wirft jedoch bei näherer Betrachtung einige ethische Fragen auf. Denn steht einem solchen Auto plötzlich mal ein Baum im Weg, so gilt es, bessere Alternativen zu finden, als in diesen Baum hineinzufahren. Dabei muss der Bordcomputer auf Algorithmen zurückgreifen, um entscheiden zu können, in was man stattdessen sonst hineinfahren könnte: Also etwa einen Baum mit weicherem Holz, eine Mauer oder einen rüstigen Pensionisten.

Aus Massachusetts stammt eine Studie über das „soziale Dilemma autonomer Fahrzeuge". Dabei geht es um genau diese moralische Zwickmühle: Soll der Wagen im Notfall bewusst einen Passanten umfahren, da hier das Auto den geringsten Schaden nimmt, oder stattdessen gegen eine Wand gelenkt werden und dabei die Insassen gefährden? Ja, es ließe sich sogar technisch vorab klären und mit einberechnen, ob es sich bei dem Passanten um ein Kind, einen Schäferhund, einen schwerstkranken Mindestrentner oder einen Rechtsanwalt handelt.

Diese Entscheidung, die bislang beim perplexen Fahrer gelegen ist – und nicht immer zum Besten getroffen wurde – wird nun zuvor am grünen Tisch wohl durchdacht und in die Software gefüttert. Begegnen sich also nun ein Auto und ein Passant, so liegt deren weiteres Schicksal in den Händen von ein paar Nerds aus dem Silicon Valley.

In der Medizin sind solche ethischen Dilemmas an der Tagesordnung. Man spricht davon, dass die Ethik dem medizinischen Fortschritt nicht mehr mithalten kann. Dazu muss man gar nicht die Embryonenforschung oder die Lebensverlängerung mit Maschinen ins Rennen führen. Ganz alltägliche moralische Entscheidungen müssen alltäglich in der Praxis getroffen werden: Nehme ich das Kleinkind früher dran, weil es nicht gewohnt ist, so lange zu warten und daher schon unruhig wird, oder den 112-jährigen COPD-Patienten, bei dem fraglich ist, ob er die Wartezeit überhaupt überlebt? Darf ich einem Patienten, dem man eindringlich von

Süßwaren abgeraten hat, das „Zuckerl danach" anbieten? Kann ich einen Menschen ernsthaft in der Entscheidung zu einer gefährlichen plastischen Nasenoperation bestärken, obwohl seine Ohren viel hässlicher sind?

Vielleicht wäre es einfacher, wenn man einen Computer hätte, der einem solche Entscheidungen abnimmt und den Karren gegen die Wand, statt in einen Passanten fährt. Dann wären wenigstens nicht wir bei einer Fehlentscheidung schuld, sondern der Nerd in Silicon Valley. Und der verkraftet das schon.

23

Persönliches aus dem Nähkästchen – Medizinjournalismus

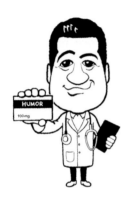

Nur ein interessierter Patient ist auch ein guter Patient. So versucht man im Gesundheitswesen, Patienten mit einer Unzahl an Broschüren und Vorträgen zu Leib und Seele zu bombardieren. Die Top-Themen sind meist dieselben: Sex und Diäten ziehen immer, Infos zu histologischen Korrelaten seltener Leiden stoßen auf etwas weniger Interesse.

Ein gutes Thema alleine ist jedoch nicht einmal die halbe Miete. Man muss auch die Überschriften auf die Zielgruppe abstimmen. Und marktschreierisch auf den (meist gar nicht so spektakulären) Inhalt hinweisen. So ist es erstaunlich, dass es bestimmte Organe gibt, die scheinbar hipper sind als andere. Berichte zum Auge bekommen etwa weitaus mehr Rückmeldungen als jene über Ohren. Vielleicht wäre der Film Casablanca mit „Ich schau Dir in die Augen, Kleines", nie so ein Erfolg geworden, wenn Bogart gesagt hätte: „Ich schau dir in die Ohren, Kleines". Vielleicht liegt es aber einfach auch daran, dass es meist viel schwieriger ist, einen Termin beim Augenarzt als beim HNO-Arzt zu ergattern.

Wenn Mediziner in den Medien vorkommen, dann meist nur unter spektakulären Vorzeichen: „Arzt näht Hand wieder an, die er zuvor versehentlich abgeschnitten hat", „Muslimische Niere in rechtsextremen Politiker verpflanzt". Diese Überschriften gehen runter wie Butter: „Operateur entfernt das falsche Bein", „Gynäkologe entbindet das falsche Baby" oder „Hausarzt füllt falsches Antragsformular für die Gebietskrankenkasse aus" – all das sind

© Springer-Verlag GmbH Deutschland, ein Teil von Springer Nature 2018
R. Tekal, *NebenWirkungen,*
https://doi.org/10.1007/978-3-662-57279-5_23

Schlagzeilen, die aufrütteln. Was dabei völlig untergeht, ist der medizinische Alltag. Denn Headlines wie „Internist beurteilt Nierenfunktionsparameter", „Chirurg entfernt laparoskopisch eine Gallenblase" oder „Orthopäde ratlos vor dem EKG" beschreiben nun mal lediglich das Tagesgeschehen und steigern nicht unbedingt die Auflage eines Mediums. Manche medizinischen Schlagzeilen kommen bei unseren Patienten einfach besser an.

Innovativer Medizinjournalismus

Aus dem journalistischen Nähkästchen darf ich berichten, dass man es mit der Themenwahl nicht immer leicht hat.

Da ich beim Österreichischen Pop- und Rocksender Ö1 als Radiodoktor fungieren darf, komme ich auch immer wieder in Verlegenheit, passende Gesundheitsprobleme mit saisonaler Note zu finden. Der Einfallslosigkeit sind dabei keine Grenzen gesetzt. So gilt der hundertjährige Patientenkalender den medizinisch tätigen Journalisten seit jeher als Basis für die Wahl der Themen. Und so grüßt uns alljährlich das Murmeltier. Hier die gängigen Headlines:

- **April**: Hilfe, die Pollen kommen; oder: So schützen Sie sich vor Allem.
- **Mai**: Frühlingsgefühle – wie uns unsere Hormone zu geilen Schlagzeilen verhelfen, die viel SEX im Titel haben, oder: Der Weg zur Sommerfigur – wie wir es schaffen, möglichst viel BIKINI in den Titel zu bekommen.
- **Juni**: Urlaub ohne Reue: Wie Sie mit Sonnencreme, einer Familienpackung Kondome und einem gefälschtem Pass sicher ins Ausland reisen.
- **Juli**: Auch wir machen unsere wohlverdiente Urlaubspause und hoffen, Sie gesund nach den Ferien wiederzusehen.
- **August**: Da die Hälfte der Leser und fast alle Kollegen noch immer auf Gran Canaria weilen, wiederholen wir das alte Zeug, weil es eh keiner Socke auffällt.
- **September**: Fit in die Schule – Fröhliche Kinder mit gesundem Frühstück, ausreichend Bewegung und reichlich Amphetaminen
- **Oktober**: Husten, Schnupfen, Heiserkeit: Sensationelle, brandneue Erkenntnisse zeigen: Tee wirkt manchmal irgendwie
- **Dezember**: Die besten Rezepte für Vanillekipferl und Weihnachtsgans
- **Jänner**: Die besten Rezepte gegen Vanillekipferl und Weihnachtsgans

- **Februar**: Die Grippewelle kommt – jetzt unbedingt impfen lassen!
- **März**: Grippewelle vorüber, aber noch immer Impfstoff über – jetzt unbedingt impfen lassen!
- **April**: „…So schützen Sie sich vor Allem" – (Da-capo-Ausgabe aus dem Vorjahr).

Ein Fachblatt wie die Ärztewoche hat die Freiheit, sich nicht dem saisonalen Diktat der Endkunden unterwerfen zu müssen. Hier gelten andere Regeln. Allerdings ist der hundertjährige ärztliche Kalender auch nicht allzu innovativ und es reihen sich Jahrestagung an Jahrestagung und Kongress an Kongress. Anlässlich dieser immer wiederkehrenden Feierlichkeiten muss der gewiefte Medizinjournalist versuchen, jedes Jahr aufs Neue über das Althergebrachte zu berichten. Schließlich ist der medizinische Fortschritt nicht ganz so schnell wie die Presseaussendungen, die dazu verfasst werden.

So würde man sich manchmal von den Laien- und Fachmedien ein aufrichtiges „Es gibt nix Neues" wünschen. Oder man verpackt die Erkenntnis einfach in einen flotten Titel: „Top-Secret und Exklusiv: Aktuelle Studie aus Oxford zeigt klar: Es gibt nix Neues!"

The Naked Doc

Wie bringt man Medizinische Informationen über Bücher oder TV-Sendungen am besten an die Bevölkerung? Die Koch-Branche zeigt, wie es geht.

Mit einer gewissen Beunruhigung beobachte ich die Entwicklung am Sachbuchmarkt. Hatten nicht früher medizinische Ratgeber die Nase vorne? Gingen nicht Bücher, wie „Der Sprechstunden-Knigge", „Die hundert schönsten Diagnosen" oder „Gallenblase – rasch selbst entfernt" wie die warmen Semmeln über die Ladentische?

Heute finden sich in den Top-10 der Sachbuch-Bestseller gefühlte 12 Kochbücher. Vor kurzem hoch im Kurs Werke wie „Jamie Oliver cooks back", „Kochen mit Spaß und mit Jamie Oliver" oder „Einmal nicht so kochen wie Jamie Oliver mit Jamie Oliver". Heute veröffentlicht bereits jeder zweite Kantinenkoch ein Werk wie „Freude an der Einbrennsuppe". Man findet das Werk „Einfach Molekularkochen für Vorschulkinder" und eine innovative Schwarte, in schlichtem Weiß gehalten, mit einem auf dem Umschlag fett gedruckten Imperativ „Koch!".

Wo sind die schönen und wertvollen medizinischen Ratgeber hin? Warum sind sie nicht mehr so beliebt wie früher? Die vereinzelten Werke zur Gesundheit finden höchstens wieder über das Kochen in die Bestsellerlisten: „Der Schmalz-Index – Glücklich ohne Eiweiß und Kohlenhydrate" oder „Gesund mit der Montezuma-Diät: Mit Reisediarrhoe zur Traumfigur".

Wenn die Leser so einfach gestrickt sind und man sie vor allem über den Genuss erreicht, sollten auch wir Ärzte diesen Kanal bedienen. Ein Buch zum Thema „Diabetes – warum nicht?" ist gerade mal für Betroffene von Interesse. Um die breite Masse zu erreichen müssen wir Werke wie „Tibetanisch Wok-Kochen ohne Zucker" oder „Die diabetische Fusion-Küche" schaffen.

Auch Medizinsendungen im Fernsehen hinken den überaus beliebten Kochshows nach. Warum also nicht eine Live-Operation vor Publikum? Ein Promi operiert mit einem Profi: „Das Spenderorgan hab ich schon vor der Sendung vorbereitet und warm gestellt…". Grundtenor: Medizin macht Spaß! Und erst wenn Dr. med. Jamie Oliver als „The Naked Doc" mit dem Roller zu seinen Patienten fährt, schnellen die Einschaltquoten in die Höhe.

In diesem Sinne hoffe ich, dass wir bald schon in den Top-Sellern das eine oder andere medizinische Werk finden. Mein Vorschlag: „Diagnostische und therapeutische Interventionen der atherosklerotischen Veränderungen an den Koronarien – mit Jamie Oliver"!

Eine Schwäche fürs Lesen und Schreiben

Selbst Experten sind vor Teilleistungsstörungen nicht gefeit, wie man an den zahlreichen netten Stilblüten sieht.

Unlängst habe ich erstaunt festgestellt, dass arbeitslose werdende Mütter eine Gefährdung für ihr Kind sein sollen. Da sich die Schlagzeile „Jobmagel gefährdet Entwicklung von Embryo" bei näherem Hinsehen dann doch als banaler „Jodmangel" herausstellte, war ich wieder beruhigt. Denn ein paar Mal mehr salzen ist einfacher, als sich in Zeiten der Krise eine Arbeit zu suchen.

Ähnliche Missverständnisse passieren mir immer wieder. Wobei ich gestehen muss, dass ich diese Kultur der Fehlinterpretation bewusst pflege. Denn man kann natürlich Dinge gehörig missverstehen, so man wie ein Schelm denkt. Etwa, wenn eine Gratiszeitung hübsch titelt: „85-jährige am

Heimweg von der Bank beraubt!" Hier kocht natürlich der Volkszorn, wenn die Geldinstitute nicht einmal davor zurückschrecken, ihren Kunden sogar noch auf der Straße das Geld aus der Tasche zu ziehen. Oder wenn in einem nicht näher bezeichneten medizinischen Journal die Überschrift „Toter Patient erlitt Herzinfarkt" vermuten lässt, dass auch nach dem Ableben die Gefahr eines akuten koronaren Ereignisses nicht vorüber ist. Welch trübe Aussicht, sogar im Paradies seine Risikofaktoren im Auge behalten zu müssen. Ab und an greifen Journalisten auch objektiv betrachtet ins Klo, wenn sie etwa Patienten einen Sehfehler von „2,0 Promille" attestieren.

Selbst medizinisches Fachpersonal ist nicht davor gefeit, im Entlassungsbrief von quälenden „Unterleibsscherzen" zu berichten (hier sollte man übrigens unbedingt einen Humorstatus machen lassen), oder im Autokorrekturmodus ein „vorzeitiges Erwachen im PO" zu Papier zu bringen (was ich persönlich als Betroffener recht beunruhigend empfinden würde). Weniger denkt man sich bei „Status post Encephalon" und zwar im wahrsten Sinn des Wortes. Auch bei einer nicht ganz so geschulten Schreibkraft kann es zu netten Stilblüten kommen, wenn das Gehörte direkt ins Dokument getippt wird, etwa bei der „Deppanation", als Eingriff gegen Intelligenzmangel, dem Einsatz eines „Truck eluting stents", der mit Hilfe eines LKW erfolgt, oder auch dem Verdacht auf eine „Mittel-rohrentzündung", die eher in die Hände eines Urologen gehört.

Ich liebe solche kleinen Pannen, denn sie machen die Welt etwas menschlicher und können schließlich jedem passieren. Solange diese unklaren Formulierungen keine Konsequenzen haben, darf man auch getrost darüber lachen. Wenn bei der Pediküre zur Entfernung der Hornhaut das Messer allerdings an die Augen, statt an die Fußsohle gelegt wird, hört sich der Spaß aber auf.

24

Extras

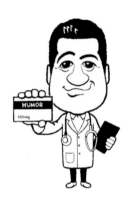

Viele Experten treffen eine vorsichtige Prognose für das kommende Jahr. Diese Kolumne wagt sich noch weit darüber hinaus und beleuchtet das kommende Jahrzehnt.

Vorausblick auf die kommende Dekade

Welche medizinischen Errungenschaften sind in den nächsten zehn Jahren zu erwarten? Welche Katastrophen? Und kann die Dekade durch eine entsprechende pharmakologische Therapie auf 9,2 Jahre verkürzt werden? Ein kleiner Vorausblick, eine futuristische Sneak-Preview soll an dieser Stelle Auskunft geben.

2020   Eine US-amerikanische Studie untermauert den Benefit einer Beimengung von Östrogenen ins Trinkwasser gegen Wechselbeschwerden. Die Ergebnisse werden sofort umgesetzt.

2021   Die ersten zweiteiligen Badeanzüge für Männer kommen auf den Markt.

2022   Hundegrippen-Pandemie

2023   Die Gastroenterologen entdecken einen endoskopischen Weg über den Darm, die Gallenwege, Pfortader und Karotis, um kleine Aneurysmen im Gehirn zu behandeln. Tausende Neurochirurgen treten daraufhin in den Hungerstreik, bekommen Darmprobleme und treten einen Canossa-Stuhlgang zu den Gastroenterologen an.

© Springer-Verlag GmbH Deutschland, ein Teil von Springer Nature 2018
R. Tekal, *NebenWirkungen*,
https://doi.org/10.1007/978-3-662-57279-5_24

2024	Der Giga-Kongress für bildgebende Verfahren in Wien durchbricht erstmalig die Marke von 3 Milliarden Radiologen aus der ganzen Welt. Als Zeichen der Dankbarkeit für die Gastfreundschaft wird der Stephansdom von den ausländischen Kollegen radioaktiv markiert.
2025	Die Neurochirurgen schlagen zurück und entfernen über eine kleine Öffnung am Os parietale erstmals einen Dickdarmpolypen. Die Gastroenterologen treten in den Hungerstreik und behandeln ihre daraus resultierenden Darmprobleme selber.
2026	Meerschweinchengrippen-Pandemie
2027	Der internationale Grenzwert für Cholesterin wird auf 30 mg/dl heruntergesetzt. Somit haben wir endlich auch eine Cholesterin-Pandemie.
2028	Der Facharzt für Allgemeinmedizin wird nun reformiert. Die postpromotionelle Ausbildung zum „Superfacharzt für Alles" (ehem. Turnus) dauert somit nun 28 Jahre, die Kollegen sind rechtzeitig zur Pensionierung fertig.
2029	Tamagotchi-Grippen-Pandemie
2030	Dr. Ronny Tekal wird Gesundheitsminister und schafft in einer ersten Amtshandlung das Gesundheitsministerium ab.
2031	Das Gesundheitsministerium wird wieder eingeführt und Dr. Tekal nach Elba verbannt.

25

Epilog – Die letzte Nebenwirkung

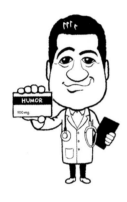

Rund 500 Mal hat sich die Kolumne „NebenWirkungen" in der vergangenen Dekade den Effekten abseits der „Hauptwirkungen" gewidmet: den Kollateralschäden und Schattenseiten all jener bahnbrechenden Entwicklungen, die die Heilkunst zum Fortschreiten gebracht und so manchen Arzt zum Chef dieser Heilkunst gemacht haben. Immerhin hat die moderne Medizin nicht nur Therapien gegen Krankheiten entwickelt, die es ohne moderne Medizin gar nicht gäbe, sondern tatsächlich dafür gesorgt, dass wir nicht an einer eitrigen Zehe sterben.

Die Begeisterung darüber ist verständlicherweise groß, zumal die meisten gleich eine ganze Reihe von Zehen besitzen, die sich theoretisch entzünden können. Manchmal geht diese Begeisterung jedoch so weit, dass man den Menschen nicht mehr zugestehen möchte, ohne Medizin überlebensfähig zu sein. Dann frisst die revolutionäre Medizin ihre Kinder und entmündigt die bemerkenswerte Fähigkeit des Körpers, sich selbst heilen zu können.

Dass das Wort „Nebenwirkung" eher negativ konnotiert ist, liegt am meist vorangestellten Adjektiv „unerwünscht". Dabei sind Nebenwirkungen besser als ihr Ruf. Vor einigen Jahrzehnten wurde etwa ein blutdrucksenkendes Präparat entwickelt, das nur eine mäßige Wirkung zeigte. Es hatte allerdings eine beachtliche Nebenwirkung. Diese machte man sich zunutze und verkaufte das Zeug höchst erfolgreich unter dem Namen Viagra. Das Bemerkenswerte: Je größer die Nebenwirkung, desto zufriedener der Patient!

© Springer-Verlag GmbH Deutschland, ein Teil von Springer Nature 2018
R. Tekal, *NebenWirkungen*,
https://doi.org/10.1007/978-3-662-57279-5_25

So kann man getrost eine Lanze für die Nebenwirkungen brechen. Denn sie zeigen auf wunderbar seltsame Weise, dass alles, was wir tun, auch Effekte hat: Aktion und Reaktion, Kraft und Gegenkraft, Licht und Schatten, billiger Wein und Kopfschmerzen.

Auf die Frage, was er sich von einer guten Fee für die Menschheit wünschen würde, antwortete ein Kollege: „gesunde Zigaretten". So darf der Wunsch nach nebenwirkungsloser Wirkung tatsächlich ins Märchenreich verwiesen werden. Und selbst da gibt es für einen Prinzen kaum eine Prinzessin ohne Erbse.

Letztlich würde es auch keine Kolumne „NebenWirkungen" ohne Nebenwirkungen geben. In diesem Sinn erhebe ich mein Glas auf den Zauber der Nebenwirkung, in der Hoffnung, tags darauf nicht mit brummendem Schädel zu erwachen.